天赋宝宝

夫妻孕前全攻略

孙少斌 著

U0313706

哈尔滨出版社

HARBIN PUBLISHING HOUSE

前 言
PREFACE

俗话说，"一母生九子，九子各不同！"这是为什么？

同卵双胞胎其素质最相似，异卵双胞胎素质差异次之，同胞兄妹素质区别相对明显。这又是为什么？

对于爱因斯坦等天才，人们一定会把他们的子女想象成最优秀的，而对素质平平的人，人们也会想到其子女不会很出色！可现实中并非如此。

为什么犹太民族中杰出人物那么多？为什么世上的天才人物在不同出生年月、不同地域出现"扎堆"现象？为什么夫妻的性生活质量高低会对子女的素质造成影响？……这许许多多为什么，是到了该回答的时候了！

目前人们往往只重视形成生命以后的培养，比如胎教、早教，在这个漫长的培育过程中，可谓是殚精竭虑。先不说在这个过程中做了多少无用功，单就其结果来说也是事倍功半！原因只有一个：先天素质在人的一生中的作用举足轻重，也就是说，我们没有对组成生命的精子与卵子进行优化，导致了孩子先天素质不高。因此，我们后期能做的最好努力也只是亡羊补牢！

人类有史以来基本是随意地过性生活，顺其自然地怀孕，这叫自然繁衍。这使人类综合素质的提升始终没有转变到良性发展的轨道上来。

人的素质有两种存在形式：隐性素质（比如免疫力、脑力等）

和显性素质（比如体力、做事能力、表达能力等）。隐性素质决定着显性素质的质量。例如：一个没有良好音乐天赋的人，后天无论怎样努力，怎样培养，都不会达到高层次的水平。

隐性素质来源于何处？自然是父母的遗传密码。怀孕前的准备就是为了优化这种遗传密码。遗传密码优化效果的最大化是我们追求的目标。如何实现当然因人而异，但其基本原则是每一对年轻夫妇都必须遵守的。

本书力求使读者领悟到孕前准备的实质，通过深入浅出的表述，使读者轻松掌握什么是良好的"孕前状态"，以及优化遗传密码的有效途径。

人类延续了千万年的自然繁衍的时代即将结束，有效的孕前准备再加上身心合一的愉悦胎教以及在此基础上的早期教育，必将使下一代更优秀。这就像农民种庄稼，培育好种子（孕前准备）、提供种子生长发育的必要条件（胎教、早教），这样做必然会使庄稼长得根深叶茂。反过来讲，如果随性而为、自然繁衍，根深叶茂、茁壮成长可能只是偶然。

从犹太民族发展的历史中，我们得到了启发——技巧层面的改进。如果能世代相传，也会产生良好的优生效果。现代科学已经发现，影响优生的因素是多种多样的，这些因素相互缠绕、错综复杂。我们如何整合各种有利因素，同时规避各种不利因素，才能使我们在一两代人的生育过程中，产生巨大的优生效应——先天素质的显著提升？这是摆在人类现阶段及未来优生之路上最有价值的课题。

无论制约优生的因素多么复杂，要达到优生的目的，都应该而且必须解决好"储备"和"利用"这两个层面的问题。储备就是利用一切有利因素来舒展、提升自我，积蓄能量，定位自己，建立起一个有利于优生的良好气场，优化遗传密码；利用就是把已经优化的遗传密码，按照客观规律，采取一定的技巧把它传递给下一代，实现优生。

作者经过30多年的观察研究，最终得出了这样一个结论：良好的气场是优化遗传密码最有效的途径，更是优生的灵魂。那些具有极高素质的人，其父母通常都具有适合优生的良好气场，并且只要不受其他不利因素的"毒害"，子女一定优秀非凡。

良好的气场不仅能使我们自身的细胞、机能、心理得到优化提升，更会直接作用于我们身上的生殖细胞，这一点毋庸置疑。优生的灵魂是良好的气场，重建气场的短期努力胜过十几年对孩子调教的效果。气场的这种"神力"，随着科学的发展将逐步得到证实。

需要说明的是，书中把长寿因素放到了优生的重要位置不是说人越长寿其素质越高，而是不长寿的人，虽然调动自身能量的能力很高，但他们往往存在着严重的不正常能量耗散问题，这对优化遗传密码很不利。如何做到既有较强的能量调动能力，又不至于产生过多的不正常能量耗散，这是优化遗传密码过程中很有趣的一个问题。

至于健脑的重要性，大家能够很容易理解。在建立良好的气场、获得长寿机制的过程中，是需要健康大脑来统领的。但在人们的观念中，常常把某人具有的特长与他的大脑健康画等号。其实不然，在"崇尚竞争"的社会背景下，随着竞争越来越激烈，特长与大脑健康将越来越不是一回事。

作者为了方便接触不同家庭背景的孩子，丰富信息、拓展视角，辗转多地（涉足三省九所学校）从事基础教育工作。从气候特点、风俗习惯、文化背景到饮食习惯、行为方式，从工人、农民到公务员、学者，收集了拥有各种遗传素质的实例。通过比较和鉴别，使自己的认识越来越深刻。在此基础上又查阅了古今中外的许多相关资料，渐渐地发现了一个伟大的生命秘密——提升遗传素质的秘密。多年前就有写作此书的想法，但始终不敢轻易动笔。毕竟在这方面的研究中没有现成的样本可以参考，许多研究都是观察性的，而且涉及的内容非常广泛。要想在短短的孕前准备期达到优化遗传密码的目的，需要具有很强操作性的准备方案，不可流于空泛。后来，在周恩来总理的秘书朱松春老先生，黑龙江省作协原主席李曙光，黑龙江省民营医疗机构协会会长董晓东，哈尔滨医科大学基础医学院院长张凤民，哈尔滨医科大学基础医学院院长助理、遗传学博士生导师金焰，哈尔滨市广播电视台党组书记、广电传媒集团董事长朱伟光及夫人戴岩，黑龙江慧田知识产权服务公司总经理田锡平，健康管理师唐立昕等朋友的支持、鼓励下，终于完成了本书。在此深表谢意。

序
FOREWORD

摆在我们案头的是少斌的一本书稿，书名叫《天赋宝宝——夫妻孕前全攻略》。

少斌请我和晓东为这部书作序。晓东毕业于哈尔滨医科大学，在大学任教，后调到卫生厅担任领导，现任省民营医疗机构协会会长。晓东是厅级专家型领导干部，做事做学问认真扎实，作序前先请哈尔滨医科大学遗传学专家对此书的理论观点进行了探究，得到了充分的认可，又对书稿进行了认真阅读，对作序提出了指导性的建议。

我毕业于黑龙江大学哲学系，曾在新闻出版局担任领导，又在省作家协会担任党组书记、主席。在工作和学习中虽对人类发展史、遗传学、心理学等理论涉猎不多，但却深深感到人的先天素质的重要性；下一代的素质对家庭的重要性，对民族、对国家的重要性。

在资料上看到，古今中外，确实出现了一些高智商、高素质的家族。我国南北朝时期著名科学家祖冲之的儿子祖暅之和孙子祖皓都是机械方面的发明家，和他们的先祖一样，也是著名的天文学家和数学家。著名的音乐家巴赫、莫扎特、韦伯的家族中也出现了许多音乐家。

这种高智商、高素质家族中人才聚集的现象难道是"龙生龙，凤生凤"吗？对此，科学家们进行了不断的研究。加利福尼亚大学的神经心理学专家们，利用神经图像技术对双胞胎进行研究，发现人的神经系统中存在着一种"基础结构"，这个结构是遗传的。这说明智商、素质与遗传关系密切。

少斌一直从事教育工作，虽然不是遗传学、心理学方面的专家，但他在实践中感到孩子的先天素质是完全可以优化的，于是他开始了长达几十年的研究。他查阅了大量的国内外资料，并结合实际不断探索，形成了"适合优生的孕前状态"的理念，引导年轻的夫妇在受孕前做好心理、生理等方面的科学细致的准备，使各自的"基础结构"处在最佳状态。在书中，少斌把孕前准备的知识进行了系统化的整理，首次把气场能量的理念运用到优生中，很是难得；也提出了要想生育一个高素质的孩子，夫妇双方必须实施个性化的孕前准备方案。

我们期待着《天赋宝宝——夫妻孕前全攻略》早日付梓。我们也希望少斌能够继续投入精力，把这个课题进一步做深做透，并且把在实践中得出的宝贵成果尽快推广应用到准备孕育的家庭，并进一步探索胎教早教方面的规律和经验，更好地造福千家万户，为社会做出更大的贡献。

李曙光　董晓东

2013.7.1

目录
CONTENTS

第一层面 储备

第一章　把握受孕时机

第二层面　利用

第二章　优生实例分析

第三章　要关注的小常识

第一层面 储备

在储备阶段，我们储备什么？总体来讲，就是储备知识，形成良好的孕育新观念；树立健全的择偶观，找到合适的伴侣；注重夫妻双方的修养，储备一个适合优生的良好气场；调理身心，储备强壮的精子和鲜活的卵子。总的来说，就是储备优化了的遗传密码。

在我们储备过程中，要想达到事半功倍的效果，一定要结合自身情况，做一个踏实的自我；踏实的自我是优化遗传密码的通行证。

第一章　从犹太民族说起

●犹太民族

犹太民族是世界上最优秀的民族之一，在这个族群中产生了大量的影响人类文明进程的人物。

犹太民族现在的总人口不超1500万，占世界人口总数不足0.2%。但是，历年来诺贝尔奖获得者中将近20%是犹太人。

无产阶级革命导师马克思、拥有12亿信徒的基督教教主耶稣、心理学精神分析学大师弗洛伊德、19世纪大英帝国鼎盛时期的英国首相迪斯累里、20世纪美国的风云人物基辛格博士……

伟大的科学家爱因斯坦、量子力学的创始人之一尼尔斯·玻尔、计算机之父冯·诺伊曼、美国电视之父萨诺夫、氢弹之父特勒、近代自然科学的先驱伽利略……

现代艺术的缔造者毕加索、伟大的音乐家贝多芬、天才作曲家肖邦、世界著名浪漫主义诗人亨利希·海涅、音乐巨匠菲利克斯·门德尔松、无与伦比的著名小提琴家耶胡迪·梅纽因……

犹太人还因善于理财而著称于世，世界级的超级富豪比比皆是。例如全世界最大的石油公司美孚石油公司的创始人洛克菲勒、美国铁路霸王库恩·洛布财团、象征着无所不能的欧洲罗斯柴尔德金融王国洛希尔家族、世界最大的保险公司创始人劳埃德、在中国发展的沙逊家族以及资产阶级古典政治经济学的完成者大卫·李嘉图……

总之，犹太人在政治、经济、思想领域，以及科技界、艺术界等的顶尖级人物数不胜数。为什么这种杰出人才在一个民族中出现"扎堆"的现象？诚然有其复杂的原因，但无论有多少种原因，其中有一个原因在起着举足轻重的作用。

●奥秘

翻开犹太民族的历史，我们看到的是他们2000多年的苦难。没有安身立命的国土，在全世界范围内的流浪。并且在第二次世界大战中有600万犹太人惨遭杀害。

那么犹太民族又是依靠什么成为了世界上最聪明、最富有的民族之一呢？通过阅读犹太人《圣经·旧约·利未记》中"女子月经不洁之条例"的相关内容，我们窥得了秘密的一角。其中有这样一段话："如果女人身上排泄的是经血，她必污秽七天；摸她的，都不洁净到晚上"、"在她污秽的时期，她躺过的东西，都不洁净；她坐过的东西，也都不洁净"、"触摸她的床的，都要洗净自己的衣服，用水洗澡，并且不洁净到晚上"。所以，犹太人遵循着月经期内和月经期后七天的时间内禁欲，而且在第七天的夜里，要进行礼仪性的沐浴，把身子洗净以后再过性生活。这样的性戒律已被犹太人遵守了2000年。

从优生的角度看，这是一种良好的优生方法。因为犹太人性戒律的解禁日，正好是女人排卵的前1~2天，而女子月经周期一般是27~28天，月经期5天左右，5天加上经期后的7天等于月经周期的第12天左右。我们知道当周期是28天时，排卵期大约在第14天。所以解禁日正好是排卵的前一两天。这时过高质量的性生活可以诱发排卵从而得到鲜活的卵子与来得很及时的精子结合。而且男子经过十几天的禁欲，保证了足够多的、发育成熟的精子参与竞争，从而优中选优。

当然要达到优生的目的，绝不是这一个因素所决定的。但一个良好的优生办法经过上百代的延续，这个族群的素质必然得到极大的提高。犹太人在无意识的情况下遵循了最朴素的优生规则，使这一民族发展到现在，成为了世界上最优秀的族群之一。在科技如此发达的今天，我们只要热心地遵循优生规则，综合各种有利的因素，制定出符合自身特点的优生方案，那么你的孩子一定会更优秀。持之以恒，你的后人中一定会人才辈出，从而走向良性发展的轨道。如果大家都重视孕前准备，下一代的整体素质将得到极大的提升，我们社会所面临的种种挑战，也一定会被中华民族优秀的后代——破解。

笔者的研究简况

笔者在工作实践中感觉到孩子的先天素质对其一生的重大影响，于是开始了近30年的研究，寻找决定先天素质的因素。

问题接连出现，比如：四季中哪个季节男人的生殖细胞数量多、质量好；过去多子女时期，同父同母的孩子，先天素质却不同；夫妻素质的高低与孩子的先天素质并不一定成正比；不同族群高素质的概率差异很大；孕前状态差异越大，所生子女的先天素质差异也越大……问题越来越复杂。笔者是从人的生物三节律开始调查研究的，在受孕当日夫妻二人的三节律有几条处于高潮期与子女的素质存在关联性。通过对多子女家庭的调查研究发现：高素质的那一个孩子受孕时，夫妻双方的三节律多数处于高潮期。

从高素质父母不一定生出高素质的孩子，低素质父母却生出了高素质的孩子的实例中，笔者发现了一个很有趣的现象：夫妻的孕前状态如果处于一种内敛状态，其子女大多素质高，反之那些处于张扬状态的夫妻受孕的孩子先天素质就不太理想。

从过去自然繁衍的实例中发现：一些因素对提高孩子的先天素质也起到了良好的作用，比如：在孕前的那一段时期，如果夫妻的饮食结构、精神状态和环境因素正好符合了他们的体质特征、人格特征，并使其向健康方向发展时，受精的那一次性生活质量高，子女的素质也往往很高。

　　种种优生现象使笔者逐渐感到，决定孩子良好先天素质的孕前状态是存在的，这种状态不仅仅是简单的个人修养。在此之前，这个问题曾困扰笔者多年，现在终于明白了。要达到利于优生的孕前状态，不同夫妻"能够"走的路径是不同的，能够达到什么程度虽有其客观定数，但我们能够在主观上设法接近优生效果的最大化。这些问题需要进一步研究定位。在笔者长期、大量地指导农村夫妇孕育第二胎的实践中，已经证明这样做的效果比自然繁衍要好得多。这不仅提升了孩子的先天素质，同时也提升了夫妻双方的身心健康与生活品质。

　　今后笔者有意开发一个智能系统，这个系统能够根据个人信息迅速判断出他们属于什么体质、什么人格倾向及孕育的风险和相应的对策，以此作为指导夫妻孕前准备时的参考资料。这样就能节省大量的时间和精力，惠及更多的家庭，也有利于进一步的研究。

第二章　新观念是优化的起点

●从旧观念中走出来

"龙生龙，凤生凤，老鼠的孩子会打洞"这种观念，在我们的社会中还大有市场。这一典型的宿命论，不知道统治了我们多少代人。

曾经有位学者，看到一个正在放牛的年轻人，便走上前问道："你年纪轻轻的，为什么不去上学，而在这里放牛呢？"

放牛娃说："放牛能挣钱啊。"

"你挣了钱想干什么啊？"学者继续问道。

"挣了钱娶媳妇呗。"

"娶了媳妇呢？"学者笑着问道。

"娶了媳妇生娃呗，这都不知道！"放牛娃有点吃惊地说。

"那么娃娃长大以后，你希望他干什么呢？"

"放牛呗！"

后来随着草原的退化，放牛娃一家的生活难以为继，于是他带着媳妇和他的小娃开始了流浪的生活……

纵观人类的文明史，每一个新文明的产生，都是人类在残酷的环境面前，通过"思变"而萌发的。现代社会，人类所面临的种种挑战，其复杂性、艰巨性都史无前例。我们是在艰难中崛起，还是在艰难中消亡，这取决于人类的素质。

假如你也被困在宿命论之中，就意味着你的遗传密码永远得不到优化，自身的潜力也得不到开发。你及你的后人，将永远在一个狭小的空间里喘息。

"儿孙自有儿孙福"，对于这句话，有人这样理解：我们把他（她）养大了，就大功告成了，人生不过如此。他们把生儿育女当成了一件不得不做的差事。于是，心灵开始了漫长的荒漠化进程。直到生命终结的那一天，回头一看，自己的人生其实就一个内容：寻求感官刺激和及时享乐，自身的潜能被关进了死牢。真是悲哉哀哉！

岂不知，"儿孙自有儿孙福"这句话本来的含义是：当孩子长大以后就不要再过多地干预他们，给出他们独立思考、自我判断的空间；另一层含义是：不给他们过多的财富，以此锻炼他们创造财富的能力。这些良好愿望的背后是要靠素质支撑的！这种素质来源于何处？孩子们提高素质的本钱从哪里来？唯一的来源是遗传质量。

"工作及家庭生活已经让我疲惫不堪，哪有精力搞优生。""为了生存而忙碌，身不由己，还是顺其自然吧。"

这是很多人的想法，为自己的不作为找到了一个冠冕堂皇的理由。对生育优良的下一代这一人生的重大事件视而不见，那么，将来发生在孩子身上的种种不尽如人意，也就只好认命了！

"你看某某夫妻，他们那么聪明，怎么生出了这么一个不争气的孩子！"

"你看人家，虽说夫妻俩都不十分聪明，平平凡凡，可就是有福，女儿是医学博士、儿子是大学教授。"

当我们面对这些违反"生育常规"的现象时，你也会发出"这都是命啊"这样的感叹吗？如果是，那就请你耐心地看完此书。你一定会发现：原来如此！这不是命。

因为，我们现在已经有能力把偶然的优生现象转变成必然的优生现实。

优生的前提条件，是优化、提升夫妻双方自身，再利用客观规律传递给下一代。所产生的效果，不是增加了夫妻双方的负担，而是提升了他们的精气神，提高了效率，改善了生活质量。他们的身心状态将以一种全新的模式出现。所以，优生前的准备与日常生活是相辅相成的，本质上与工作也是相辅相成的。而最大的益处是：为你及你的家人开辟了一条幸福之路。

走出你旧有的思想观念，用饱满的热情拥抱新思想、新观念，实现你人生的一次超越，你会发现，还是这里景色宜人！

●单纯依靠科技解决不了优生问题

我们这个星球经过几十亿年的发展演变，孕育出了最复杂、最高级的人类。现代科学技术高度发达，对客观世界的认识越来越深入。但是，对人类自身的认识才刚刚开始，并且成果有限。是什么原因呢？

虽然科学家对遗传过程展开了种种研究与尝试，但只是停留在技术层面，对一些遗传缺陷采取的也只是修补措施。对于如何在整体上优化遗传密码还是束手无策。

任何事物的发展变化，都是内因与外因综合作用的结果。要想生育一个优秀的孩子，技术手段仅仅是外因中的一部分因素。你也可以设想，如果有一种新技术，运用到你的遗传过程中，你能把优生希望寄托于此吗？所以，不要指望单纯依靠科学技术来实现优生。可以这样说，真正的优生，不是由几项外在有利因素决定，而是由内因决定，这个内因就是我们自身的气场。

●优生过程的本质

我们的祖先提出了"精气神"的概念。精气神是什么？是我们生命能量的自然流露，是滋养我们内心绿洲的养分。当这块绿洲生长茂盛时，就变成了我们内心世界的"茫茫林海"。于是一个有形的强大"生命气场"形成了。

精子与卵子以及它们携带的遗传密码，在这种良好气场中，哪有不被优化的道理？这就是优生的灵魂。当然，一个人要树立起良好的气场，不是几天就能做到的事。所以，从现在开始，就应该转变观念，履行神圣的使命！当名与利和优生使命发生冲突时，一定要给优生让路。这种坚定的信念，是我们每一对处于孕前准备期的朋友必须要确立的。

遗传密码在良好气场中被优化后，下一步就要根据自身情况利用好各种有利因素，把已经优化了的遗传密码传递给孩子，这既是孕前准备期的任务，也是实现优生的保障。

如果很好地解决了这两个层面的问题，就为将来的胎教打下了一个坚实的基础，也就是说，宝宝这颗优良种子已经具备，如果再加上胎教这个肥沃土壤，那么新生命一定会根深叶茂，这就是优生的本质。

●孕前状态和孕前准备时间

现代社会在为我们提供了生活上的种种便利的同时，也给我们带来了工作、生活的巨大压力。我们处在一个极力推崇"竞争文化"的时代，对每一个人来说，这都是一个"踏实感"容易消失的时代。而踏实感恰恰又是孕前准备期不可或缺的首要条件。那么，有利于孩子形成先天素质的孕前状态究竟是什么样的呢？

对于不同的夫妻，要想达到优生效果最大化，孕前状态是因人而异的，但总体上还是存在着一些共性：

培育生命力——以感兴趣的事为主，激活身心。建立起有利于优生的气场。

专注心常留——我们要强调的是：吃饭就专注于吃饭、排便就专注于排便、性生活就专注于性生活……

留住平常心——避免不知所措、困惑茫然的心理状态；淡定些，再淡定些。

保持生活的底气——冒傻气，存真气，尊重他人，但不去刻意讨好他人。

主要的生命能量存于体内——减少不必要的应酬和过度交流，避免烦躁、生气。

保护持续提升身心的正能量——结合自身特点，保持良好的生活态度与行为方式，促使身心向健康方向发展。

幸福感贯穿始终——始终以正面的心态感受幸福的元素，对负面的元素马虎一点、感受得浅一点。

尊重自然规律——践行绿色生活方式，具备选择最佳时机、最佳状态受孕的知识与能力。

这些良好的孕前状态一定要结合自身情况把握好，做到自如、自然。

然而，我们生活在现实中，很难将优生过程做到尽善尽美。但在孕前准备期这个决定孩子先天素质的关键节点上，我们要努力培养良好的孕前状态。每一点进步，都将对孩子的先天素质产生良好的影响。再一次提醒年轻的朋友们，千万不要小看人的先天素质。从小学到大学，从事业、仕途到幸福度，起决定作用的不是外部环境，更不是运气，而是人的先天素质。先天素质这只无形的手，在左右着人的一生。

提升孩子的先天素质主要取决于孕期状态和良好孕前状态持续的时间。

要想产生明显的优生效果，孕前准备时间大致有两种情况：

一、根据男人的生理特点，准备期至少三个月。

二、根据身心转换的时间规律，准备期至少半年。

所以，在决定准备期的长短时，要结合自身情况，权衡利弊，做出安排。

●立足现实，充满热情，走在时代前列

做了父母的人，回头审视自己的内心时，会看到一个"真实的自我"，再看看那些所谓"不争气"的孩子，一切现象都有其必然性。我们该有所感悟了。

现实中，成年人在孩子面前常常用冠冕堂皇的外衣，掩盖自己内心的荒漠；用一种气势制造出种种假象，开始对孩子的

抱怨。一代代，周而复始。这既是阻碍家族繁衍走向良性发展的难以跨越的一道坎儿？也是我们文化传承中的糟粕。如何破解这样的魔圈儿、闯过这道坎儿，首先需要我们认清现实，在家族的"生命链条"中，出现一个勇敢者，来破这个圈儿、闯这道坎儿。这个人是你吗？

笔者的观点是：家长与其掩盖问题，做一个难以自圆其说的人，不如设法提升后代的先天素质。请相信这样做的结果会远远好于通常的做法。道理很简单，提升素质是解决人生难题的根本方法。如果这种文化在你的家族中传承下去，一代代不断地优化，这种家族素质的改善机制，不仅是一种巨大的无形资产，更是幸福能量的源泉。

文化传承、身心素质虽然不易被改变，但也不应该把启动"改善机制"留给下一代来做。从你开始，就着手提升下一代的先天素质，当你的后代长大成人接过这个"接力棒"时，他们会更有底蕴、更有信心来提升他们下一代的素质。这样，家族的繁衍也就走上了良性发展的轨道。

遗传密码被一代代人不断优化，这种伟大的进程是你启动的，难道你不感到自豪，不感到心潮澎湃吗？

另外，现代社会疾病也正在从以营养不良和传染性疾病为主向以社会心理疾病为主转变，医疗模式也由生物医疗向预防、保健、养生相结合的模式转变，医疗模式的改变，必将推动人类健康理念的变革，回归自然的绿色生活和返璞归真的心态恰恰是优生的前提和保障。清心寡欲、理顺人际关系、关注生命价值……还自己一个健康的身心。执行这种理念就得改变生活方式和生活态度，没有足够的热情是很难办到的。

人类进化发展到今天是不完美的。科学的、符合自身特点的孕前准备，将是人类繁衍史上的一次重大变革，也必将不断提升人类的综合素质，使其步入良性发展的轨道。其长远意义将超越历史上的任何一次变革所带来的社会效应。如果能认清这一历史潮流，你将成为这一伟大进程的推手、成为新时代的元勋。

对这些新理念的热情程度直接决定着你身心的状态。而整合身心的程度越高，遗传密码被优化的程度也就越高。

每一个中国人都希望自己的家族人才辈出，更希望自己一生有所作为。那么，就从你这一代开始，彻底结束自然繁衍的历史，把不断完善的孕育理念传递给你的后人，你将成为家族优化之路上的领路人。这份功德一定会在你的后代中得到极大的回报，这也将是人类艰难旅程中最伟大的事业。

●执行新理念的热情决定成败

惰性，是一个形容人性弱点的词。人人都有惰性，惰性从某种程度来说就是人的一种天性。这是大家普遍的看法。但笔者始终不赞同用这种表述方式来形容人的惰性。人，作为高级的灵长类动物，无论从大脑结构和功能看，还是从他们必须面对的复杂的生活劳动情况看（特别是现代人在生活劳动中，几乎每时每刻都要处理大量的信息），客观上都需要用"不假思索"的方式处理许多事情（有人把这种现象叫思想懒惰）。但是，这恰恰是大脑的自我养护机制在起作用，也是我们保障生活舒适度的客观需要。是的，利用原有的习惯和经验，不假思索地处理生活劳动中的问题，是最省劲儿的，也是最舒服的。它给我们带来了巨大的好处，提高了我们生活劳动的舒适度，造就了最"节能"的生活方式，这种模式对我们的身心健康也不失为一件好事。

但同时，也不可避免地带来了负面效应，形成个人发展提高的阻力。这反映在我们社会生活的方方面面。比如：一个人需要改掉不良的生活习惯（吸烟、随心所欲无规律的生活、不良的思考习惯等）就需要走出原有的习惯机制，建立一个新习惯机制。在这个重建过程中，他的内心一定是不平静的，甚至是痛苦的。但是，新的习惯机制一旦建立起来，他就会进入一个新舒服机制。带来的好处不言而喻，更重要的是提升了生活品质，成为发展进步的需要。这就是通常所说的"自我超越"。而热情就是实现超越的原动力，这个原动力是否强劲，决定着"自我超越"能否成功。

反之，如果总是抱着旧舒服机制不放，也就意味着发展提高的道路被堵死了。特别是对于年轻人来说，这绝对不是好兆头。

另外，"人应该不断地进步"这句话在某种程度上是错误的。原因在于人的一生应该是断断续续地进步。这样才有利于集中力量尽快建立起新舒服机制。并且，这样做符合人的天性，也是保证生活质量、健康长寿的需要。

绝大多数人都有这样的心理：希望他人按自己的思考模式、生活习惯去生活，为什么？其根本原因就是为了自己"省劲儿"，维护旧舒服机制。

但是，这种期望的结果往往又导致了另一种"费劲儿"。因为其他人也存在着同样的心理需求，于是不协调产生了，这又往往反过来影响了当事者的自信。本来是呵护身心的原动力却转化成了损害身心的负面因素，造成了内心的混乱，严重干扰了身心品质。如果在这样的基础上想达到优生的目的几乎是不可能的。另外，想靠着零散的优生知识实现优生，就像是在错误的战略下进行着战术上的调整，其结果一定是以失败告终。所以，我们必须实现自我超越。

综上所述，从旧舒服机制发展到新舒服机制的过程中，如果没有强烈的热情是很难办到的。你的热情越高，完成这一过程所需的时间就越短。如果没有热情，只要你能心安理得地生活在旧舒服机制中，也能得到一定程度的舒服感。但是，如果热情一般，那么你将被带入迷宫，离开了旧舒服机制，又达不到新舒服机制，这是最糟糕的情况，甚至是你痛苦人生的开始。在孕前准备期，人人都需要建立一个新舒服机制。要达到目的，首先需要我们从思想上有一个清晰的认识。

还需要说明的是，人只有处在身心健康的状态下，才是道德的，才能超越自我，走向机能更强大、整合程度更高的状态。只有这样，才能使人接受到神的礼物。也唯有这礼物才能转变我们的存在，提升我们的生命质量，传导给下一代的才会是生命的精华。

犹太人因为对宗教的虔诚，不经意间遵循了一条优生法则，经过许多代的优化，产生了众多优秀人才。受到这种现象的启发，我们发现，人类发展到今天，已经完全有能力彻底结束自然繁衍的生育历史(随意过性生活，顺其自然地怀孕)，进入有意识地择优繁衍(执行各种优生措施)的伟大时代，实现下一代明显优于上一代的梦想。

●身心充满正能量是优生的保障

为什么说身心充满正能量是优生的保障呢？因为促进身心充满正能量的过程就是优化遗传密码的过程。正能量越强、越持久，遗传密码的优化就越接近理想状态。

一对年轻夫妇曾经问我："孙老师，我们需要准备多长时间才能有效果？"我告诉他们，就算只准备半个月也会有效果，但效果和效果的差别可就大了。

现代人工作生活压力大，各种健康的、不健康的诱惑层出不穷，而孕前准备需要同时具有恬淡的心情和执行新理念的激情。那么该如何进行有效的孕前准备呢？诚然，每个人的具体情况差异很大，但以下的基本规则每对年轻夫妻都可以执行。

首先，要收紧生命的正能量。何为收紧生命的正能量？简单说就是养藏精气神。其基本途径是：

（1）生活中的喜悦、认真等情绪要内敛，似露而不露。也就是人们常说的没事偷着乐、大智若愚的状态。

（2）利用各种方法锻炼身体的弹性，选择什么样的方式锻炼，由自己的兴趣决定。但原则是在这个活动中必须能调动起你的兴奋点和持续的热情。

（3）心态要保持基本稳定。欲望不要太杂，单纯一些才容易产生持久的热情和良好的心理状态。

（4）逐渐形成夫妻间成熟的感情。如何处理感情问题，是一个逐步学习提高的过程。所以，提倡年轻人积极参与婚姻与情感问题的咨询活动。

（5）逐渐形成适合自身特点的养生之道，并通过食疗提高身体素质。

另外，生活中我们的精气神必然会有耗散，但在孕前准备期，那些没必要的耗散、有害的耗散应极力避免。

奔波忙碌是正常的耗散，但也要有度，以不过度疲劳为准。那么什么是应极力避免的耗散呢？

（1）性生活过于频繁以及酒后性生活。

（2）思虑过度，身心不安，睡眠不足。

（3）吸烟及过量饮酒，尤其是饮用劣质酒。

（4）精神无定力，意识随意飘游。

孕前准备期要建立起一个正常耗散—收紧养藏的良性运行机制。这是一个逐渐纠偏，不断完善的过程。目标就是我们的身心充满精气神，且能够稳定持续三个月以上。如果做到了，那么将来孩子的免疫力一定会得到极大的提高，智力会得到最大的优化，也一定会长得漂亮。

生命能量由两部分组成：一是父母的遗传；二是后天的因素（例如饮食、锻炼、观念等）。而我们要做的是从生活的各要素中尽可能多地收集生命正能量——解放从父母那里继承的生命能量和吸纳后天供给的正能量。这样，就能把充足的正能量传递给下一代，健康、聪明、漂亮的下一代就是最好的回报。

●择偶新观念

在我们的择偶观念中，很少考虑优生因素，往往是由感观和利益决定。结果导致夫妻双方的感情越来越麻木，不协调伴随着生活的方方面面。美联储主席伯南克在大学演讲时说道："我年轻时曾与我们县最漂亮的女孩约会，但最后没有成功。我听说她后来离过三次婚，如果我们当时真在一起，我都无法想象未来会怎么样。"所以，你人生中最重要的决定其实是跟什么人结婚。在选择伴侣上，如果你错了，将让你损失很多，绝不仅仅是金钱上的损失。找什么样的伴侣决定着你一生的幸福，更决定着下一代的人生。年轻的朋友们，这是一个值得好好思量的问题。所以，树立正确的择偶观十分重要。下面是你选择人生伴侣时，应该认真考虑的几个方面：

1. 感觉好是基础

双方要在潜意识中产生触电的感觉。表现在看着顺眼、相处基本融洽、志趣相投、有归属感。

但现实中，青年人的恋爱观往往与此有偏差。有单纯以貌取人的，有以钱、势取人的……这样虽然也能在一定时期内产生好感，但那只是暂时的，当事人要为此付出一生的代价。有人说，年轻人嘛，只能从经历中去学习、成长。可仔细想想就不难发现，这样做当事人不仅要付出身心俱疲的代价，错过自己的大好时光，还会错过无法挽回的最佳生育年龄，而下一代要付出的，更是无法挽回的影响。所以年轻人找感觉，要"从外到里"走完全程。

接下来的问题，年轻朋友也要给予足够的重视——善于保护已经产生的感觉。记得有对很般配的年轻情侣，男的性格较内向，女的较外向，自从他们相爱后，男的话多了，精神气十足。但可惜的是，无原则地讨好女方成了他的精神主轴，时间一长，便产生了交往疲劳，女方也渐渐习惯了这种互动方式……

就这样到了筹备婚礼的时候，女方想，婚礼是一生中的大事，一定要办得隆重，但男方经济条件不佳。终于，男方的疲惫心理转化成了攻击性。后来，女方虽然妥协了，但双方心里都埋下了不快的种子，更可悲的是在发生这件事后，双方并没有认识到他们的关系需要重新调整、重新定位，而是采取了回避问题这一处理方法，导致后来孕期胎教很不顺利。

2. 神经系统稳健是寻妻的标准之一

由于卵子和精子的不同属性（卵子与生俱来，精子从生成到成熟仅需要3个月的时间），它们所携带的遗传密码的可塑性差别也是很大的。

因此，男士选择伴侣时，要特别关注女方的神经系统的稳健程度。神经系统稳健与否，可以通过外在的特征来判断，比如，慢性子和快而稳两种类型的人，一般都属于稳健型。也可以说她们的情绪、思想起伏不激烈。女人的秉性的牢固性是很强的，而她们的卵子所携带的遗传密码往往也是健全的。

由于男人的精子从生成到成熟仅仅需要3个月的时间，所以精子所携带的遗传密码可塑性是很大的。这也意味着在孕前准备期，男方的责任更大些。因此，女方寻找老公，如果以优生为目的，选择范围会大些。

3. 血缘越远越好

我们都知道不能近亲结婚，也会觉得混血儿健康漂亮。这是因为血缘越远，夫妻间越不容易携带相似的遗传缺陷，所携带的良好基因也就更容易显现出来，所以说血缘越远越好。

选择配偶时，要注意两方面的问题：一是精神融洽度是否合适，因为文化背景差异较大，爱的落脚点可能不会十分坚实可靠，因此要保障最低程度的互动融洽。二是弄清对方是否有家族病史，否则就是不良婚配。

在这里需要指出的是，那些有某种家族病史的人更应该找一个没有相似遗传缺陷的配偶。

有这样一个实例：一个家住沿海城市的女孩，家族中基本都是"三高"（高血脂、高血糖、高血压），她本人也"三高"明显，后来与一名来自广西的男人结婚生子，而这个男人的家族中从来没有有"三高"病史的人，在他家乡的村子里也没有听说过有人患"三高"。现在他们的孩子已长大，特别健康。

4. 生物节律要合拍

人的三节律运行规律在出生时就已固化，一生都不会改变。查一下对方的三节律，如果合拍，将会为优生锦上添花。但在现实中，很难遇到三节律全部合拍的，如果能基本合拍，就已经很好了。

简单地说，在智力、体力、情绪三个方面，夫妻双方在同一时期基本上都处于高潮期，这时受孕，就容易生一个聪明、健康、漂亮的孩子。关于人体三节律会在以后的章节中做详细的介绍。

生物三节律是否合拍的计算方法：

数据1：夫妻俩年龄相差的天数。

分别计算出各自经历的总天数。可用下面的公式计算：（计算年-出生年）×365+自己经历的闰年数-（从1月1日到生日的天数）+（从1月1日到计算日的天数）。

所得的总数就是自己经历的总天数，计算时要注意搞准闰年数和二月份的天数。夫妻俩的总天数相减所得的数据就是数据1。

数据2：节律余数。

根据节律余数即可判断是否合拍。

用数据1分别除以33（智力周期天数）、23（体力周期天数）、28（情绪周期天数），其余数就是数据2。

如果除以33所得的节律余数大于等于5，小于等于28，说明智力不合拍；如果节律余数小于5或大于28，说明基本合拍；如果节律余数为0，说明非常合拍。

如果数据1除以23所得的节律余数大于等于3，小于等于20，说明体力不合拍；如果节律余数小于3或大于20，说明体力基本合拍；若节律余数越接近0，说明合拍的程度越高。

数据1除以28所得的节律余数大于等于4，小于等于24，说明情绪不合拍；若节律余数小于4或大于24，说明情绪基本合拍；若节律余数接近0是最好的情况。

例如：男方生于1987年2月1日，女方生于1987年9月19日，年龄相差的天数为231天。用231分别除以智力周期天数33，体力周期天数23，情绪周期天数28。结果为：智力余数为零，说明智力完全合拍，体力余数为1，小于3，说明体力也很合拍，情绪余数为7，大于4，又小于24，说明情绪不合拍。但从整体看，这对男女是合拍的。

附图：

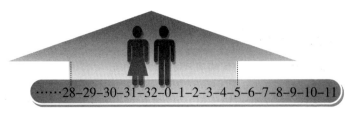

智力周期合拍图

注：横轴代表33天的智力周期范围，上面的数字代表余数。余数小于5或大于28时，说明两人的智力合拍。

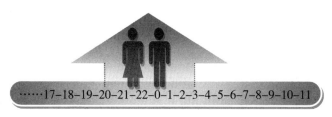

体力周期合拍图

注：横轴代表23天的体力周期范围，上面的数字代表余数。余数小于3或大于20时，说明两人的体力合拍。

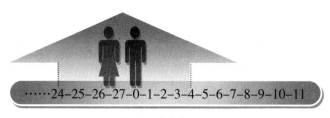

情绪周期合拍图

注：横轴代表28天的情绪周期范围，上面的数字代表余数。余数小于4或大于24时，说明两人的情绪合拍。

5. 叠加效应与补偿效应

优生中有一种现象叫叠加效应。

例如我的一位朋友，此人善解人意，洞悉人生，在他交往的圈子里游刃有余，他的妻子是一位典型的贤妻良母，喜欢为他人着想，精明能干。他们的儿子长大后轻松地获得了社会学博士学位。现实中我们也常看到这样的实例，有很高音乐天赋的人，其父母往往也擅长此道。

这说明，如果你有某方面的特殊才能，并希望这一才能在下一代身上延续，就去寻找具有相似特征的配偶，下一代往往在这方面出类拔萃。

还有一种优生现象是补偿效应。即如果有某种缺陷不希望在下一代身上重现，那么就去找在这一方面优秀的配偶。例如：身材矮小的人配身材高大的人、短寿世家配长寿世家（特别是短寿世家的男性配长寿世家的女性，其子女一般都会长寿）。

6.　说说血型

各种不同的血型是怎样形成的，科学界到现在也没有一个定论。但有两种推论：一是在十万年前，人类只有一种血型，即O型血。后来人类走出非洲，一部分人选择了在复杂的山林里定居，这种闭塞的山地环境，逐渐进化出了A型血。所以，A型血的人保守、谨慎、细致、善于思考。而选择了广阔、开放的草原环境的一部分人则逐渐进化出了B型血，即那种拥有纯朴、豁达、乐观、自由性格的人。在山地和草原相接地区的人，就进化成了AB型血。这部分人兼有A型血的细致和B型血的豁达，两种思维方式的纠缠互动让他们常常表现出很矛盾。而留在非洲的那部分人，保留了热情、开放、冲动、勇猛的性格，即O型血的人。

另一种推论是，人的血型是固有的，因思维方式不同，于是他们走出非洲，在世界各地寻找适合他们的居住环境。即O型血的人基本都留在了非洲，多数A型血的人选择了山地，多数B型血的人选择了草原，AB型血的人选择了山地与草原的交界地带。

但是，有一点是肯定的，那就是血型在某种程度上影响着人的思维方式。我们在用血型做参考选择伴侣时，要考虑三个因素：一是成长环境是不是包容开放型，如果是在平稳、祥和、关爱、自由的环境下长大的人，就要考虑对方是否也是在类似的环境中长大的人。二是如果在不自由、波动很大，甚至受到过很大打击的环境下长大，那么其思维方式中的干扰因素就会很强，当选择了这种人时，一定要有心理准备。不仅要深刻理解、充分尊重对方的思维特点，更要给予对方充分的安全感，只有在这种情况下，那些干扰因素才会逐渐消除，爱情、婚姻才会非常牢固。三是虽然因个人修养、思想境界的差异，使同一种血型的人的特质发生了某种程度的变化，但本质并未改变，只要外界条件适宜，很快就会恢复本来面目。

下面介绍不同血型搭配的各种现象：

（1）O型血的人应避免和AB型血的人结合，他们的性情永远是水火不容的，因此融洽度也会很低。医学上也有一种判断，O型血和AB型血的人所生的孩子容易得血溶病。

（2）较理想的恩爱型组合：

O男A女组合　　A男AB女组合

B男O女组合　　AB男B女组合

（3）需要磨合的管理型（领导与被领导）组合，如果处理得好，也能长长久久：

O男B女组合　　A男O女组合

B男AB女组合　　AB男A女组合

（4）平等型（因思维方式相同，所以容易沟通，但没有互补性）组合：

O男O女组合　　A男A女组合

B男B女组合　　AB男AB女组合

（5）互补型（如果合作得好，是非常好的夫妻）组合：

AB男O女组合（此组合男方的性情最好是稳重型的）

A男B女组合

B男A女组合

以上各种组合，主要是根据不同思维方式和不同性情判断出夫妻的和谐点。而对于不同血型组合下的后代在性情、思维方式等方面会有怎样的结果，如何组合才能生育最优秀的下一代，其中存在怎样的规律，还需要做进一步的研究。

7. 说说星座及属相

星相学起源于古巴比伦王朝，千百年来，占星师用它来预测、推断一个人的命运、爱情和婚姻。现在有些年轻人也很看重这种古老的占星术。我们应该如何准确理解它呢？

星相学认为，有十颗天体与人体有着密切的联系，它们分别对应着人体的不同部位，对人的性格起着平衡调节作用。当然，我们不能否认宇宙中的星体会对人产生影响。但是，如果这种影响与我们直接接触的环境对我们产生的影响相比，就不在同一级别上了。也就是说，不可以把占星术看作影响我们性格和婚姻的重要因素，所以按星座择偶不是好办法。

关于属相，我们先看看它的由来。

据民间传说，玉皇大帝为了让百姓分辨四季和长幼尊卑，稳定民间秩序，于是就将他们进行管理。首先他根据太白金星的建议，把人间的一天平均分成十二个时辰，作为百姓生活的参考标准。玉皇大帝觉得这样还不够，应该再建立一个完整的年轮与十二个时辰相对应。那么怎样区分一个轮回中的十二年呢？经过斟酌，玉皇大帝决定用人间的十二种动物做代表，于是他下令所有的动物都来参加竞选。被选中者可以进入天庭，晋升为神仙。

最终，精明的老鼠第一个到达天庭，占据了子时的位置，成为"生肖王"。接下来，牛、虎、兔、龙、蛇、马、羊、猴、鸡、狗、猪也依次到达，占据了各自的时辰位置。于是，玉皇大帝宣布十二属相就此诞生。从此，以鼠年为始，猪年为末，每十二年一个轮回，以此类推，在凡间循环，永不停止。

从这个传说中我们清楚地看到，人的属相是在遵循了一定逻辑的前提下人为编造的。后来人们根据现实不断丰富其内涵，才有了今天这种不同属相符合不同人性情的对应关系。所以，按属相择偶只是一种误解，而在现实中，人的性情是复杂的。

第三章 健康的生活方式 是优生的基础

● 看看自己属于哪种体质

现代中医学对我们中国人的体质进行了分类，一共分为九种类型。其中只有"平和体质"这种类型是健康的，其他八种（阳虚体质、阴虚体质、痰湿体质、湿热体质、气郁体质、气虚体质、血瘀体质、特禀体质）都是亚健康状态。

各种体质都是先天禀赋与后天所处状态综合作用的结果。后天的因素主要是心理状态、饮食结构和行为方式。各种体质相对稳定，也相互转化。不同体质应采取的健康生活方式也大大不同，即因人、因时不同而不同。

下面把九种体质的主要特征做一个介绍。

1. 阳虚体质的主要特征

这种体质的人怕冷，手脚、背部、腹部发凉（如果仅仅是腕、踝关节以下的手脚冰凉，不能判断为阳虚体质）。

夜尿多，吃喝凉的东西常感腹部或全身不舒服，或者出现腹泻、腹胀、腹痛的感觉。

头发干枯、稀疏，头顶发少、前额长头发的地方比较靠后，头发稍有发黄的现象。

常感口干，但不想喝水。喜欢吃较热的食物。也常见早上五六点时腹泻。

很容易疲劳，即使睡眠时间够，也常常无精打采。

2. 阴虚体质的主要特征

手脚心容易发热，周身皮肤常常有发热的感觉，不喜欢过夏天。

和其他体质的人比较，口唇的颜色更红，有些发暗。大便易干燥。

看书、看电视时，时间不长就感到眼睛干涩、酸痛、疲劳或视物模糊。

皮肤容易干燥，四肢皮肤经常有白色的皮肤屑集聚、脱落。

情绪不稳定，很容易心烦气躁，虽然睡眠时间短，但是眼睛有神，思维正常。

3. 痰湿体质的主要特征

发、额头、鼻子常常很油腻，即便冲洗后，不久还会泛起油光。

容易生痤疮。早上嘴里常有黏液。

容易出汗，背部黏黏的，腋窝常有异味，但不是狐臭。

体形肥满，腹部脂肪多，常感腹部胀满。

爱吃非常油腻、甜腻的食物。

遇到阴雨天或处于潮湿的环境中时，气管里有异物感。

性格温和沉稳，自我控制能力强，有忍耐力，对世事有很强的洞察力，做事有条理。

4. 湿热体质的主要特征

面部常有不洁净、灰暗的感觉。

皮肤容易生痤疮，多数是脓包质，皮肤常出现化脓性皮炎。

常感到口苦、口臭，偶尔会有泛酸的现象。

常伴有呼吸费力或气不够用的感觉。

容易激动、躁怒。

食欲不佳、胃口不好，常会口渴又不想喝水，喝水又感到胀肚。小便常发黄，大便燥结或黏滞不爽。

5. 气郁体质的主要特征

很容易精神紧张、焦虑不安、闷闷不乐，甚至悲痛欲绝。情绪低沉、悲观失望的情绪会持续两周以上。

经常感到孤单，容易受到惊吓。

常常感到咽喉中有异物，吐不出又咽不下。

睡眠质量差，常感胃胀满、疼痛、没有胃口、经常泛酸。

身体消瘦、睡觉轻、容易早醒，醒后再想入睡很难。脸色灰暗，常发脾气，遇到阴雨天情绪会随之变化，感到无所适从、心情压抑。

6. 气虚体质的主要特征

看上去总是很疲倦的样子，很容易出现呼吸短促、心慌的现象。

说话声音低，喜欢安静，容易疲劳、出虚汗。

比其他体质的人更容易感冒，常伴有头晕、头涨或突然站起时有眩晕的感觉。

总是闷闷不乐、情绪不爽，爱生闷气，面部常有颜色较浅、成块状的色斑沉淀，额头、口唇周围也容易出现这种现象。

记忆力差，学习效率下降，对文字的理解能力也下降。

7. 血瘀体质的主要特征

皮肤偶尔出现青紫瘀斑，也就是常说的"瘀青"。

面色灰暗、无光泽，身体的不同部位经常无缘无故疼痛。

和其他体质的人比较，口唇的颜色更红或唇色更暗。

经常出现牙龈出血的现象，头发容易脱落、干枯。

经常无缘无故心烦，记忆力差。

8. 特禀体质的主要特征

感冒时比别人多打喷嚏，平时也常有鼻塞、流鼻涕或流眼泪的现象。

对花粉、刺激性气味容易过敏，在季节交替时也容易出现过敏现象。

抓一下皮肤，抓痕明显或者周围皮肤红一片。

平时会出现腹痛、腹泻、恶心、呕吐等症状，吃凉点的食物就腹泻或者夏天常腹泻。

常常对药物、食物、油漆、涂料等有过敏反应。

9. 平和体质的主要特征

睡眠质量好，一觉睡到自然醒，白天精力充沛。

说话底气足，耐寒。

记忆力强，很少丢三落四，环境适应能力好。

面色红润，没有色斑、眼袋、黑眼圈，也没有皮肤干燥、易起皱纹的现象。

头发乌黑秀丽、富有光泽，极少有脱发的现象。

与其他体质的人比较，唇红齿白、牙齿坚固。

●各种体质调养的原则和方法

首先是每种体质的人都要对自己特有的体质有明确的认识，有针对性地调养。

我国的饮食习惯大致为：南甜、北咸、东辣、西酸。

为什么会形成这种特点？其实这是由不同地区的自然环境所决定的。例如：广东人的汤远近闻名。因为广东有夏无冬，人也像植物一样需要灌溉，需要随时补充容易吸收的营养，才能维护良好的身体状态，与环境平衡、协调。再如：四川人、湖南人爱吃辣，是因为这些地方多雨、潮湿，而寒、湿容易引发疾病，得想办法把体内的寒、湿排出去，而辣椒味辛性热，正好能除湿寒。在祖祖辈辈的传承下，这些逐渐成为了他们特别的喜好。所谓"一方水土养一方人"，你在什么地方居住，就要尽量遵循当地的饮食习惯。按照当地的自然环境和气候特点来养生，才是最好的策略。

1. 阳虚体质的调理方法

一般来说，先天不足是形成阳虚体质的主要因素。如果母亲体质不好，那么生下的孩子很可能是阳虚体质。与其进行后天难度很大的调养，不如准妈妈把这副重担接过来，因为是一举两得的好事。

方法一：多食性温的食物。肉类如羊肉、狗肉、鹿肉；谷物蔬菜类如红薯、红豆、豌豆、黑豆、大蒜、葱、莲藕、山药、南瓜、韭菜等。阳虚者不宜吃空心菜、大白菜、菠菜、茼蒿、白萝卜、百合、冬瓜、苦瓜、茄子、绿豆等。

方法二：养阳要跟着太阳走。日出而作，日落而息。熬夜对男人的阳气损害最大。

方法三：动为纲，素为常，酒少量，莫愁肠。"动"包括体育锻炼和按摩。锻炼时注意不要受凉，按摩时多注意腰阳关穴（腰部、背部正中线，第四节腰椎下凹陷处）；"素"是指植物蛋白、植物油、蔬菜瓜果等，应经常吃；"酒少量"是指少量饮酒能畅通血脉、除风驱寒、消除疲劳；"莫愁肠"是指愁思会伤及脾胃，所以要尽量避免不良情绪的刺激。

2. 阴虚体质的调理方法

阴虚也有先天遗传性，再加上后天情绪长期压抑，不能正常发泄郁结而成。

方法一：镇静安神。要养成恬淡的心境，不与人斤斤计较；多到大自然中去，多结交心态平和的朋友；提高睡眠质量。

方法二：多吃水果，远离辛辣。少吃温燥的食物，如花椒、茴香、辣椒、葱、姜、蒜、韭菜、荔枝、桂圆、核桃、樱桃、羊肉、狗肉等。多吃一点酸甘的食物，如石榴、葡萄、枸杞子、柠檬、苹果、香蕉、罗汉果、甘蔗、丝瓜、苦瓜、黄瓜、菠菜、银耳、燕窝、黑芝麻等。

方法三：避免冬练三九，夏练三伏的锻炼方式，不宜经常登山和在跑步机上锻炼。

3. 痰湿体质的调理方法

好吃懒做的人大多是痰湿体质，并且有逐渐增多的趋势。

方法一：饮食要清淡，不要吃得过饱，吃得要慢。少吃酸性的、寒凉的、腻滞的和生涩的食物。多吃水果并不适合痰湿体质。较适合的食物有紫菜、海蜇、枇杷、白果、大枣、扁豆、红小豆、蚕豆、姜等。

方法二：多晒太阳，多做趣味运动，穿衣服要尽量宽松。

方法三：按摩中脘、水分、关元三穴。其中中脘穴、水分穴在肚脐眼的上方，关元穴在肚脐眼的下方。最好用艾条温灸，灸到皮肤发红。如果出现口苦、咽喉干痛、梦多等症状，停灸即可。

4. 湿热体质的调理方法

方法一：少吃甜食和辛辣的食物，少喝酒，饮食要清淡。比较适合的食物有绿豆、苦瓜、丝瓜、芹菜、芥蓝、竹笋、紫菜、海带、四季豆、赤小豆、西瓜、兔肉、鸭肉、田螺等。不宜吃的食物有燕窝、银耳、阿胶、蜂蜜、麦芽糖等。

方法二：尽量避免在炎热潮湿的环境中长期工作和居住。最好穿天然纤维、棉麻、丝绸等质地的衣服。特别是内衣，一定要符合健康要求，不要穿紧身内衣。

方法三：湿热明显时，选择对背部膀胱经刮痧、拔罐、走罐，不要用艾条灸。

5. 气郁体质的调理方法

方法一：补肝血，戒烟酒，多吃行气、活气的食物，如：萝卜、佛手、橙子、荞麦、韭菜、大蒜、高粱米、豌豆、桃仁、油菜、黑大豆、醋、山楂粥、花生粥等。

方法二：多结交性格开朗的朋友，多听听音乐，多出去旅游。每天晚上睡前把双手搓热，然后搓胁肋，直到搓得像里面灌了热水一样。这是一种很好的方法。

6. 气虚体质的调理方法

方法一：经常吃些甘温补气的食物，如：粳米、糯米、小米、山药、莲子、大枣、黄豆、胡萝卜、香菇、鸡肉、牛肉等；也可经常吃用人参、党参、白扁豆、淮山药、紫河车、茯苓、白术等中药做成的药膳。比如"四君子汤"（由人参、白术、茯苓、甘草四味药做成的汤），也可以用除甘草以外的其他三味药煲猪肉汤。

方法二：坐卧休息时要避开门缝、窗缝，风最容易伤到放松时的人体，同时避免过度运动和劳作。最适合气虚体质的女性的活动有慢跑、散步、优雅舒展的舞蹈、瑜伽、登山等。

方法三：要经常利用"大口咽津补气法"。平时不要随便把口水吐掉，要经常咽口水。虽然所有体质的人都要这样做，但对于气虚体质的人来说，其意义更加非凡。

7. 血瘀体质的调理方法

方法一：禁食凉食。多食用具有行气、活血功能的食物，例如：白萝卜、大蒜、生姜、茴香、桂皮、丁香、山楂、桃仁、韭菜、黄酒、红葡萄酒、洋葱、银杏、柠檬、柚子、玫瑰花茶、茉莉花茶、螃蟹、海参等。冬天要多吃山楂、韭菜、洋葱、大蒜、桂皮、生姜等；夏天则多吃生藕、黑木耳、竹笋、紫皮茄子、魔芋等。

方法二：多运动，但运动量要适中，以微微出汗为上限。多饮水，促进血行加快。

方法三：经常用药膳调理。取一个鸡大腿、三颗大枣，加一点儿三七一起炖，每周吃一次。当然，根据不同症状要有不同的药膳安排，坚持吃药膳将大有帮助。

8. 特禀体质的调理方法

方法一：离寒性食物远一点。常见的寒性食物有苦瓜、番茄、菱肉、百合、藕、竹笋、鱼腥草、蕨菜、香椿、黑鱼、鲤鱼、河蟹、海带、紫菜、田螺、河蚌、蛤蜊、甘蔗、梨、西瓜、柿子、香蕉等。

方法二：当气候异常，如暖冬、夏季反冷、气温变化激烈时，要加强防御。另外，细菌对特禀体质的人的危害要大于其他体质的人，因此更要注意卫生问题。

方法三：重视食疗。适合的食物有糯米、玉米、黑豆、黄豆、红薯、猪肝、狗肉、牛肉、羊肉、鸡肉、带鱼、乌贼、虾、泥鳅、大枣、蜂蜜、胡萝卜、橙子、西红柿、葡萄柚等。

方法四：要尽量吃季节性食物，少吃反季节的瓜果蔬菜。

9. 平和体质的调理方法

方法一：中庸之道是首选。除了在饮食上中庸外，还要注意保养、饮食有节、生活规律、坚持锻炼，以保持健康状态。

方法二：通过饮食调理来达到养生的目的，杜绝药补，因为这种体质的人阴阳平和，不需要用药物调理。

方法三：太极拳是最佳运动方式。

以上是中国人的九种体质特征及其调养方法。当你对号入座以后，首先要明白两个问题：一是我们肩负着把健康的基因传递给下一代的重任。所以在调理身体时，一定要以养生的方式为主，防止通过药物治疗产生毒副作用。二是不同体质，其调养的方式方法不同。同一种体质，其特征有差异，食疗的侧重点也不同，在书中无法涵盖所有情况。你可以根据自己的情况对号入座，但现实中，我们的身体往往是以某种体质特征为主，还兼有其他类型的体质特征。所以要综合分析判断。其次是要明白没有症状完全相同的两个人。书中针对某种体质提出的调理、养生方法我们完全可以尝试，只有好处没有坏处。但要收到最佳效果，还需要根据更多的自身信息进行综合分析（最好由专业人士进行），找到真正符合自身的调养、养生方法。除了平和体质需要知道如何保持已有状态以外，属于其他八种体质的人群，都需要尽快找到适合自己的养生之道，尽快恢复健康。

● "强种"靠的是健康生活

男人一定要树立"强种"的思想意识。俗话说："种瓜得瓜，种豆得豆"。精子就是种子，保护精子、提高精子质量是孕前准备的重要任务。

据统计，与1940年相比，今天全世界男子的精子密度下降了一半，平均每年下降1%。几十年后，有出现"无精危机"的风险。究其原因，主要是由近现代人逐渐远离了绿色生活状态和逐渐加重的社会心理疾病所造成的。

1. 回归绿色生活是"强种"的根本

（1）饮食要绿色

我们都知道从饮食中摄取营养是维持健康机体的基础。但吃进去的食物是否环保、会不会在我们的身体内留下有毒物质，不仅关系着自身的健康，更决定着优生的成败。鉴于其重要性，在孕前准备期千万不要吝啬时间和金钱，一定要保证吃进去的每一口饭菜都要绿色环保。

（2）烟与酒危害大

实验证明，男性每天吸30支烟，精子存活率仅为40%，并会产生超过20%的畸形精子，那些存活下来的正常精子，其整体质量也大幅度下降。烟龄越长，存活的正常精子数、畸形率、鲜活程度受的影响就越大。另外，香烟烟雾与大气污染有叠加效应，对一些先天畸形（如唇腭裂）的发生以及新生儿的智力发育和精神状态都起着潜移默化的作用。

酗酒也会引起精子畸形。明代名医张景岳在他的《景岳全书》中指出："酒可乱性，亦可乱精"。现代医学也证实，酒精是一种性腺毒素，过量和长期嗜酒会导致睾丸酮水平下降，出现性能力变差和精子畸形的现象。

古语说："酒后不入室"。酗酒后过性生活会伤身损寿，视为性事之大忌，已成为医学界的共识。

我们都知道李白嗜酒如命，也往往酒后诗兴大发，留下的诗篇都成了千古绝唱。但不幸的是他所有的儿子都是痴呆。著名诗人陶渊明也以"造饮辄尽，期在必醉"而著称，他的孩子怎么样呢？五个儿子中至少有三个智障！

（3）不良的生活方式要纠正

现代人"久坐"的工作方式很普遍，这将导致静脉血回流不畅，睾丸附近的血管变粗，产生积血现象，直接影响精子的生成和质量。产生与此类似结果的还有：长期穿牛仔裤，开长途车等。总之凡是能造成生殖系统附近血液流通不畅的生活方式都应设法避免，使其危害降到最低，并利用一切机会锻炼身体的弹性。

另外，对冲热水澡、熬夜、做CT扫描等都要引起重视，它们对精子的损害也不可掉以轻心。

我们先看看使精子受热所带来的危害：在桑拿浴的发源地芬兰，男性不育症的发病率相当高。一名炼钢工人每天在40~45℃的高温环境中工作五小时以上，他身体非常棒，但结婚两年也没有生育，经医院诊断，他精子数量少、活力低是造成妻子不孕的原因。美国研究者R．J．莱温等人在20世纪80年代进行了一次研究，发现美国南部男子的精子数量夏季比春季平均减少了14.5%，有活力的精子减少了16.5%。但是在空调房工作的男性精子数量并没有减少。由此足见高温对精子有影响。

大家知道，睾丸生长在腹腔外面，阴囊内的温度比腹腔低1.5~2℃，这有利于睾丸生精细胞的分化发育。为了维持这样的温度，阴囊可以通过皱缩和舒展表皮来进行调节。如果由于外部原因使阴囊长时间处于高温状态，它的调节功能必然会失效，从而影响精子的正常发育。

最后需要提醒的是：20岁以上的男青年，每月应自我检查一次睾丸，包括睾丸大小是否有变化、是否出现明显的肿大或缩小、阴囊内是否出现包块、是否有阴囊坠痛感等，有问题应及时就医。特别是感到阴囊坠胀，感觉里面像是有东西，如果这种状态持续一周以上，要马上找医生诊断，并要进行阴囊超声检测。

（4）熬夜要不得

有一对年轻夫妇，经营一家网吧，初期为了创业，他们决定先不要孩子。经过数年打拼，事业有成。后来在父母的催促下，决定要孩子了。当时我对他们说："这几年你们的工作和生活很不利于优生，不经过至少三个月的休整，对胎儿将极其不利，甚至会出现胎儿畸形的情况。因为精子主要是在夜间发育的。这样长期熬夜，男方很容易产生少精或精子活动力差的现象，女方的黄体功能也会受到不良影响。另外，经常穿牛仔裤也容易使睾丸温度升高，血液循环不畅……"但他们还是考虑了父母的急切心情，没经过长时间的休整。第一次怀孕两个月做例行检查时，发现只有胎囊，没有胎芽，只好选择人工流产。之后，女方休整了五个月，男方照常熬夜，第二次怀孕，由于担心，一个多月时就去检查了，结果还是胎芽不发育。后来我为他们设计了一套具有针对性的强种、健卵方案，他们也改正了不良的生活方式，经过七个月的休整，终于成功怀孕。十月怀胎后，妻子产下了一个健康的宝宝。

现代人不健康的生活方式对男性生育机能的威胁很大，过夜生活、泡网吧、食物和环境污染……使男性正常生精的机制被打乱，造成精子活力差、次品率高的情况。

据《长沙晚报》报道，到长沙市某医院捐献精子的一千多名大学生及部分社会青年中，精子合格率不足18%。经过调查发现，这些精子活力差、质量低的年轻人基本都是上网无度、睡眠不足、抽烟酗酒或性生活频繁的人。

（5）人之初生，先从肾始

明朝的著名医学家张景岳说："人之初生，先从肾始。"意思是说主导人体健康和生育的肾气受之于父母，与生俱来。

是"先天之精"。与之对应的是"后天之精",所谓后天之精,是指出生后通过身体吸收外界的精华(比如,摄入的饮食通过脾胃的消化功能而生成的水谷精气等)。

一些身体虚弱、肾的精气亏虚的父母孕育的孩子会出现"五软"现象:小儿头软、项软、手足软、肌肉软、口软。虽然有些可以通过后天的调补,使身体逐渐恢复健康,但也有些孩子无论怎样调补,一生都体弱多病。

人的生殖功能是由肾来主宰的。所以,要从年轻的时候就学会呵护肾,特别是孕前准备期的男女,更要引起重视。下面介绍几种日常生活中养护肾的方法:

①护好双脚。俗话说,足是生命之根,足部保暖是养肾的一种好方法。这是因为肾经起于足底,而足部很容易受到寒气的侵袭。应养成睡觉前用热水泡泡脚的习惯;睡觉时不要将双脚正对空调或电扇;不要赤脚在潮湿冰凉的地方长时间行走。

②按摩足底的涌泉穴。"肾出于涌泉,涌泉者足心也。"每晚睡觉前按揉脚底的涌泉穴,可以起到养肾固精之功效。

③保证大便畅通。大便不畅,不仅会使人心烦气躁,胸闷气促,而且会伤及肾脏,导致腰酸疲惫。因此,保持大便通畅,也是养肾的好方法。治疗大便不畅要以调节饮食结构为主,也可以在大便不畅时,用双手手背贴住双肾区,用力按揉,可激发肾气,加速排便。日常生活中,经常用双手手背按

揉肾区，也能起到养护肾的作用。

④睡眠养肾。充足的睡眠对于气血的生化、肾精的保养起着重要作用。临床发现，许多肾功能衰竭的患者有过分熬夜、过度疲劳、睡眠不足的情况。因此，安详的心态和早睡早起以及降低性生活频率，是肾精养护的好方法。

⑤不要一有点病就胡乱用药。不论中药还是西药，都有一些副作用，有许多药物常服会伤肾，所以在用药时要提高警惕，要认真阅读说明书。锻炼身体才是提高免疫力的最佳方法。除运动健身外，也可以两手掌对搓至手心发热后，将其分别放至腰部，手掌紧贴皮肤，上下按摩至有热感为止。可早晚各一遍，此法可补肾纳气。

⑥饮水养肾。水是生命之源，水分不足，会导致浊气在体内滞留，加重肾的负担。最好的习惯是，不要等口渴时才喝水，时常小口饮水是很重要的养肾方法。

⑦有尿不要忍。膀胱中存储的尿液达到一定程度时，就会刺激神经，产生排尿反射。这时一定要及时排小便。否则，积存的小便会成为水浊之气，侵害肾脏。最忌讳的是硬忍，如果一时来不及，一定要以平稳的心态尽快想办法。

⑧吞津养肾。口腔中的唾液分为两种，清稀的为涎，由脾所主；稠厚的为唾，由肾所主。我们可以感受一下，在上午，嘴里一有唾液就把它吐出去，到了下午就会感到腰部酸软。这

就从反面证明了吞咽津液可以滋养肾精，起到保肾的作用。但是，孕前准备期的人要注意保持口腔卫生，特别是有吸烟习惯的人，必须先戒掉烟后，再用吞津养肾的方法。

⑨清水泡洗睾丸。用35℃左右的温水，轻轻揉洗睾丸及周围部位，并在水中轻轻按摩睾丸3分钟。自己动手，不要妻子参与。每周一次，在受孕前三个月一定要认真去做。

（6）"强种"过程中饮食的安排

除了平时要保证充足的营养外，受孕前三个月的饮食更要引起足够的重视。因为精子的成熟过程需要三个月的时间。在准爸爸营养摄取均衡的基础上，要留意以下方面。

①在外吃饭要当心。现代人大多是"外食主义者"。一天有一两顿饭都在餐馆吃，或随意吃些方便食品。特别是那些喜欢吃经过深加工、保质期长的食品及爱喝碳酸饮料的人，这些习惯必须彻底改掉，尽量吃家里自己做的有机食品，不可儿戏。

②微量元素要补上。

A.锌

目前我国相当一部分男性体内缺乏锌这种微量元素。这已经影响到了男性的生长发育、生殖健康和寿命。

锌对人体健康，特别是生殖功能起着重要作用。锌在前列腺组织中含量最高，是维持前列腺组织和功能的重要元素。

锌在人体内不能自行合成，获取它的唯一途径是食物。在性生活中，每次射精都要损耗一部分锌。性生活越频繁，损耗越大，反过来又影响到性能力的提高，形成恶性循环。

所以，准爸爸们要双管齐下，一是节制性生活，二是从食物中补充。锌含量高的食物有贝类（特别是牡蛎）、鱼虾、蛋类、瘦肉等，要定期有意识地食用这些食物补锌。

B.硒

由于硒元素起着增强精子活力的作用，所以足够的硒元素有利于优生。

世界卫生组织在1973年宣布，硒是人体和动植物生命活动中不可缺少的微量元素。但我国大部分地区自然环境中的硒含量偏低。这必然导致粮食和其他食品硒含量低，所以国际上公认我国为缺硒国家。

因此准爸爸们在生活中更要注意硒的补充。含硒量高的食品有动物内脏、鱼类、坚果、豆类、香菇、海参、墨鱼、鱿鱼、蚕蛹等。

（7）饮食中的七大原则

原则一：需要的才是营养。现在许多人很注意营养，听说某种食品有营养，就不假思索地买来食用。结果往往事与愿违，给身体添了麻烦。所谓营养，准确地说，应该是人体必需或正需要补充的能量和元素。也就是说，只有人体需要时，才称其为真正意义上的营养。虽然人体有调节体内营养的功能，但是，一旦超过了承受极限，身体就会出现不适。另外，进食也要根据自身情况调整。比如，有人需要进补，有人需要泻火，有人缺钙，有人缺锌——不可能人人需要的营养种类和数量都相同。

原则二：饮水要严格。未经煮沸或未经过滤消毒的水、煮沸了很长时间的水、重新煮沸的水都不要喝。

原则三：饮茶须注意。新茶中含有较多未氧化的多酚类、醛类、醇类物质，这些物质对胃不好，所以尽量不要喝新茶；头遍茶不要喝。这是因为在栽培和加工的过程中，茶叶容易受到农药等有害物的污染；空腹不饮茶。不然会稀释胃液，降低对食物的消化能力；饭后一小时再饮茶。茶叶中含有大量的鞣酸，会与食物中的铁元素发生反应，生成难以溶解的物质；发烧时不饮茶。茶叶中的茶碱有升高体温的作用。

原则四：喝牛奶的禁忌。牛奶不要久煮，煮牛奶时不宜早放糖，不要冷冻牛奶，不要将牛奶放在阳光下。

原则五：五谷杂粮平衡吃。要粗粮细粮兼备，混合食用。

原则六：进食不要过饱。年轻人以八九分饱为宜，并随时小口喝水，补充水分。

原则七：纠正偏食要渐进。对于不喜欢吃蔬菜水果的人或素食者来说，要在心里培养对以前不喜欢吃的食物的热情，循序渐进，让肠胃逐渐接受新食物。

2. 良好的心理状态是"强种"的灵魂

现代社会给了我们太多的困惑，心理的不健康成为普遍现象，并有愈演愈烈之势，使人陷入难以找回幸福感的困境当中，损害了我们的身心健康，更损害了遗传密码的优化。所以，为了自己，也为了下一代，我们必须重新调整心态。

（1）精神压力抑制精子的产生

据统计，现在每六对育龄夫妇中，就会有一对多年不孕甚至终生不育，有一半儿查不清具体的原因。现代科学研究发现，在原因不明的不育夫妇中，绝大多数是心理因素造成的。

心理学家赫斯特研究发现，长期在死囚牢中的犯人，有些男性会完全停止制造精子。赫斯特说："这虽然是一个极端情况，但这一事实起码能说明一个问题，即男人在极大的精神压力下，会完全失去生殖能力。"经过进一步研究，赫斯特认为，压力之所以影响精子产生的能力，是因为在长期压力下会有一种荷尔蒙增加，而这种荷尔蒙会阻碍促使精子产生的荷尔蒙产生。因此，心理健康会直接影响到生殖健康。

有一对夫妇是在双方父母的撮合下结婚的。夫妻感情始终不好，他们的心理长期处于不愉悦的状态。结婚三年妻子没有怀孕。去医院检查，发现双方各项生理指标均正常，只是男子精子数量少。后来妻子知道了原因，转变了对丈夫的态度，一段时间之后，丈夫的精子数量逐渐增多，最后终于使妻子怀上了宝宝。

（2）幸福感是"强种"的良药

当获得了真正的幸福感时，也就获得了"强种"的最大效应。

现实世界和周围环境给了我们太多的不安，于是我们都在试图以不同的方式来自我保护。并期望以此获得幸福。我们先来看看不同人的不同方式。

①有人不停地追求事业上的成功，认为只要获得了他人的称赞或名扬天下，就能获得幸福。但他还是常感到自己没有价值或空虚。

②有人倾其一生去寻找爱，认为如果得到了他人的爱，他就会幸福。但他始终都认为自己没有得到爱。

③有人用毕生之力去发现自我、认识自我，认为只要获得了真正的自由，他就会幸福。结果他还是不知道自己是谁。

④有人不懈地积累知识和技能，并试图以此来建立自信，认为只要拥有了所需的全部知识和技能，就会拥有幸福。结果还是会觉得无助和无能。

⑤有人不知疲倦地寻求安全感，认为有了足够的安全感就会幸福。可无论怎么努力，他仍觉得对世界充满焦虑和恐惧。

⑥有人为了生活幸福而上下求索，认为只要能体验到心

中渴望的那一切就能幸福。但体验到之后仍然感到不快乐和沮丧。

⑦有人竭尽全力想保护自己和自己的利益，认为保住了就能幸福。但努力之后仍觉得世事无常和受威胁。

⑧有人默默奉献，就是为了获得内心的平静和安稳，认为获得内心的安宁就会幸福。但仍觉得没有根基和不安全。

⑨有人想极力维护个体的完美，认为能达到十全十美就会幸福。但仍觉得自己四分五裂、不断与自己交战。

读到这里，你一定会觉得，人生无论怎样做都不会获得幸福。

不！幸福的源泉是实现自我超越。学会爱，爱你所缺失的部分。但实现自我超越需要拥有足够的勇气，从而实现幸福。

学会自我超越的办法是：如果你是类型①，你就去克服自己总想超越别人的心理，关注自己内心的渴望究竟是什么。努力去拥抱类型⑤的精神实质：奉献与谦恭。如果你是类型②，就请你以后不要再欺骗自己的情感。投身到类型③的那种情感的真挚和自我理解。如果你是类型③，就需要克服情绪化和自我放纵。走向类型⑨的整体性和自我约束。如果你是类型④，就请克服孤僻和犬儒思想。走向类型⑦的那种踏实和勇气。如果你是类型⑤，就请克服悲观和猜疑。去爱类型⑧的那种乐观和豁达。如果你是类型⑥，就请克服你的肤浅和感情用事。走向类型④的深刻和专一。如果你是类型⑦，就克服以自我为中心的意识。走向类型②那种渴望被他人所爱。如果你是类型⑧，就请克服自满和自我迷失。走向类型①的那种热情和自我投入。如果你是类型⑨，就请克服吹毛求疵。走向类型⑥的那种喜悦和热情。

学会超越自我的本质就是学会如何大大方方地去爱——爱自己所需要的"不同"，进而学会怎样爱自己、爱他人。在真正学会爱和被爱之前，我们是得不到真正的幸福和宁静的。

● "健卵"也靠健康生活

优生是夫妻两人共同担负的神圣使命，"强种"的同时也必须健卵。

和男性不同，女性的卵子从胎儿时就产生了。出生时，女孩体内就有了上百万个卵原细胞，随着她的生长发育卵原细胞会逐渐减少。成年女性一生中发育排出的成熟卵子有300~500个。

卵细胞有两个时期最容易受到外界不良因素的损害，这两个时期同时也是卵细胞发育的关键时期，一是胎儿阶段的女性，二是成年后排卵日的前一周。所以在决定受孕的前一周内，要绝对避免受到有毒、有害因素的伤害。

1. 管理好自己的情绪（夫妻双方都要严格遵守）

在孕前准备期，愉悦平和的心态要成为常态。对新理念的执着要成为精神主轴。走上精神之路，升华自我是优育的核心。女人爱闹情绪，那么就尽量减少消极情绪，降低不良情绪的强度。为了你们的神圣使命，要完成好管理自己情绪这一任务。

如果你做好了，你的身心就得到了良好的整合，生命能量的集聚便得到了加强。这种状态就必然传导到卵细胞的成熟过程中，你的遗传密码就会在不知不觉中得到优化。

如何管理好自己的情绪，方法因人而异。但坚持某种正确的理念和遵循朴素的道理或自然法则是人人都能做的。

笔者对人生感悟最深的是：要顺利实现目标，就必须发掘、应用一些基本原则或自然法则。因为有些原则或法则在暗中左右着你的成功。

法则一：我们生活在一个互相依赖的社会中。

现代社会，很多人都受到不安全感的折磨。恐惧将来、恐惧与他人的关系、恐惧经济状况。于是无论在外工作还是回到家中，心里都渴望零风险的生活，逃避与他人的合作和对他人的依赖。要知道，人是生活在一个互相依赖的环境中的。最伟大的成功靠的是合作，而不是个人能力能做到的。要孕育出一个优秀的生命更需要配合，创造一个和谐的外部环境。

法则二：平衡。

对金钱、感官享受的欲望过高往往要打破你的心理平衡，所以要控制欲望，保持心态平和。另外，现代社会发展之快令人眩晕，所以我们不要满足于校园教育和再教育，重塑自我应成为个人的特征。

法则三：我就是我生命的创造力。

当我们向命运低头，屈服于宿命论时，我们就丢弃了希望。选择听天由命，也就选择了停滞不前。生命能量萎缩，传递给下一代的生命能量会很微弱、很混乱。要知道，人人都有施展才能的领域，人人都是这个世界上独一无二的。把你的热情用到孕育一个生命奇迹上，难道不是一项伟大的事业吗？激活你的生命力吧，这是孕育一个优秀孩子的需要。

法则四：解决问题。

生活中一旦出现问题，人们就倾向于谴责社会和他人。如果我丈夫能挣大钱多好，如果我爸爸是高干多好，如果我没有遗传妈妈的相貌多好，如果房间不这么乱多好，如果……类似的怨言已经成了习惯。这样想事情只能把我们禁锢在这些问题上，找不到解决的办法。

如果是这样，希望你去找一个心态平和的人，感受他的人格与气场，逐渐建立起出现问题—解决问题—改善状况的思维方式。效果怎样是次要问题，开始调整自己才是关键。这样才能更好地激发生命活力。

法则五：自我定位。

现行文化有着这样的倾向：如果想从生活中有所获，就必须独占鳌头。于是，每个人都觉得自己必须赢。同学、同事甚至家人都成了竞争对手。虽然表面上人们尽量表现出大度，为他人的成功喝彩，但私下里，在心灵最深处的某个角落，却在嫉妒他人。

历史上虽然有许多杰出的成就是由个人按自己的意志完成的，但在我们所处的这个知识大爆炸的时代，那些千载难逢的机遇和卓越的成就必将会留给那些深知什么是"我们"（团队精神）的人。将来的成功模式必将如此：

思维开阔、内涵丰富的头脑+忘我的合作精神（互敬和双赢）=成功

我们的孩子将要面对的社会更是如此。

那么就请你把这种气场传递给你的孩子。

法则六：深知理解。

在我们的心灵深处，没有比渴望理解更强烈的需求了。希望他人聆听，尊重自己的声音，也希望自己能影响他人。认为要成功地影响他人，关键是要有良好的沟通，观点有理有据。

事实上，别人在诉说时，你并非暂时放下了自己的想法，努力聆听并试图准确理解对方的意思，而是在暗中准备自己接下来该怎么说。

所以在与人交往中，特别是和爱人之间，自己应该先全心投入，做一个专注、主动的聆听者，再逐渐在理念上达到共鸣。这个过程也是激发生命能量、优化遗传密码的过程。

夫妻是一个整体，需要共同努力把家变成一个有机体，这需要时间。所以夫妻孕前准备期越长越好，优化夫妻双方的身心是优生的核心，因为这决定着你们的气场是什么样的，而气场将会直接作用于精子和卵子身上。

以上六个法则为你如何管理好自己的情绪打下坚实的思想基础。希望夫妻双方在孕前准备期尽量在愉快的心情中开动脑筋，激发创造力，有效地管理好情绪。

2. 通过养生和食疗健卵

增强体质是健卵的正确途径。

（1）运动（准备期至少三个月）

女性有运动习惯的较少，对于这样的女性，主张寓运动健身于无形中，也就是说，在做家务、逛街等日常活动中见缝插针，锻炼身体的弹性。也要注意远离有害因素，比如空气污染、强辐射、过冷或过热的环境等。有运动习惯的女性更好，但要注意将锻炼身体弹性融入到运动项目当中。

锻炼时，全身心投入需要引起足够的重视，放松心情，提高兴奋点。这是一个整合身心的过程，更是一个优化遗传密码的过程。

（2）食疗（准备期至少四个月）

如果没有条件请专家为你量身定制一套食疗方案，那么请你遵循每天进食20种以上的天然食物，并且各大类营养要均衡的原则。

每个人的身体情况不同，食疗养生的方法自然也不尽相同。例如有"三高"倾向或体重偏高者，建议将生活中的食用油改成山茶油或橄榄油，并结合其他方法养生。同时不要采用医疗手段或节食减肥。如果你神经衰弱、睡眠质量不高，请千万不要服用安眠类药物。可以通过以下方法来缓解：一是加强自我修养，培养平和的心态来消除紧张不安，从而利于安睡；二是加强体育锻炼来促进睡眠；三是通过食疗调理达到熟睡的目的。

①用猪脑1副，淮山30克，枸杞10克。将猪脑洗净，挑去软膜和血丝，与淮山、枸杞一起放入炖盅内，加开水适量，炖盅加盖，文火炖3小时（中间添水），调味即可食用。每周两次，改善后，每周一次。

②桂圆30克，粳米50克，白糖适量。粳米煮粥，要熟时放入桂圆煮沸数次，加糖即成。空腹食用，每日两次，每次一汤匙，10天一个循环，直至改善。

3. 保护卵子

在决定受孕前一周内，要特别注意卵子保护，因为此时卵子发育得较快，也容易受到不良因素的伤害。同时，这段时间也是一个优化卵子的良好时机。

这一时期更要注意环境和饮食。要在生活细节方面加以注意，比如，少用手机（最好做到手机离身）、少看电视（特别是恐怖片、伤感片等带有负面情绪的节目）。多感受社会、自然中的美好，回归自然。为自己有意识地创造一个充满良好气氛的环境。

另一方面，由于卵子排出后6小时就开始明显老化，为了保证受精卵的质量，最好在排卵后6小时内受精。卵子的老化过程如图：

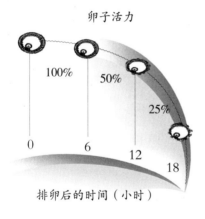

卵子活力

100%   50%

25%

0   6   12   18

排卵后的时间（小时）

澳大利亚学者勃莱亭做过一个动物实验：把健康老鼠分成两组，A组在排卵时交配，B组在排卵后8小时再交配，以此来检验卵子的老化对受精率和妊娠率的影响。一天以后，A组中未受精的只占7.1%，B组中未受精的却高达27.1%。此外，A组中受精卵在妊娠末期之前死亡率为10.3%，而B组中死亡率达到56.1%。

这个实验结果表明，老鼠的卵子在排卵后不断老化，受精卵随着老化程度的加剧，其死亡率也逐渐提高。

还有另外一种情况，那就是由于种种原因，排卵比预定时间推迟。卵子在卵泡内就开始老化，造成不良胎儿率增加。

如何避免排卵推迟呢？一是在准备期加强调理，使自身的生理机能处于良好状态；二是提高性能力，让女方达到性高潮，因为性高潮能促进黄体生成素的分泌，刺激卵泡排卵。从而达到防止卵子老化的目的。

1967年，A．T．哈蒂研究发现，在预计排卵日排出的13个卵子中，只有1个是异常卵子。但是在预计排卵日以后排出的21个卵子中，却有14个异常。

种种迹象表明，卵细胞老化，往往会造成胎儿中枢神经系统发育不良。这一点应引起大家的足够重视。

4. 关于低龄和高龄孕妇

有人统计过先天愚型胎儿的发生率，母亲年龄在20~24岁时，愚型胎儿发生率为1/1500，在25~29岁时为1/1100，在30~34岁时为1/880，在35~39岁时为1/250，在40~44岁时为1/120，在45岁以上时为1/50。

低龄女性由于身体没有完全成熟，激素分泌不规律，月经周期不规则，排卵有时早有时晚。如果排早了，排出的卵子还没有发育成熟。排晚了，又变成了老化的卵子。所以，15岁之前妊娠，生育畸形儿的概率很高。高龄女性由于身体机能的衰退，卵子在卵巢内时就已经趋于老化，排出的卵子老化速度更快。因此，准确掌握受精时机对高龄女性就显得尤为重要。

从总体上说，月经正常规律，说明体内激素平衡，卵子成熟恰到好处，这是保障优生的前提条件。

●提高性生活质量

在优生中提高性生活质量的主要目的是获得鲜活的卵子，从而有利于优生。

1. 心理因素举足轻重

当代社会，"阳痿"成了许多男人的心病。性功能不佳、妻子经常得不到满足，造成许多男性对性生活产生了畏惧。

据性医学统计，器官性性功能障碍在男性中所占的比例不足10%，也就是说，90%以上的男性性功能障碍是心理原因造成的。

现实中，男人的性欲强度和性能力的差别很大。同一个男人在不同时期，面对不同的性伙伴，或处于不同的环境中时，表现出来的性能力差别也很大。

这说明心态在左右着男人的性能力。有一位性学专家曾经说过："没有无法治愈的阳痿，只有无法改变的自卑。"而错误的性观念、性知识是产生性自卑的温床。

2. 产生错误性观念的根源

在我们的民族文化中，关于性的问题存在着许多误区。谈性色变在社会中还大有市场。在这样的文化环境中，很容易形成错误的性观念，更难得到正确的性知识，形成不良的性意识也就成了必然。这恰恰是导致性功能障碍的根源。

要想彻底扭转这种局面并非一日之功。优生的任务又需要男人恢复正常的性能力，这就是我们主张有一个较长孕前准备期的原因。

从这个角度讲，或许应该赞成婚前性行为，以便在实际中提高性能力。据调查，在新婚时期绝大多数夫妻的性生活质量不高。所以，我们希望在社会中多一些提供性知识咨询的机构，让年轻人有一个获得性知识的正规渠道。

3. 纠正错误的性观念

下面是一些常见的错误性观念：

（1）阴茎大是性功能好的标志

据统计，我国男性阴茎在疲软状态时，绝大多数在4~7厘米，勃起时在9~13厘米，属于正常范围。

所谓正常范围，就是完全具备完成高质量性生活的长度。

男人小时候，时常关注阴茎的大小，大人也常以此逗乐，这就慢慢在少儿心中形成了一个错误的观念：阴茎越大越好。长大后也就顺理成章地认为，阴茎越大就越能让性生活过得完美。这也就为性自卑提供了土壤。

（2）女孩要矜持，不能主动

受封建思想的影响，女人更是羞于谈论性问题，哪怕是在夫妻之间也是如此。在女性的成长过程中，逐渐形成了被动适应的性心理。这种心理成了唤醒性兴奋的障碍，自然也就延缓了性高潮的到来。更麻烦的是，这种状态也在无意中加重着丈夫的心理负担，从而导致性生活难以有根本性的改善和提高。

（3）性生活频繁，说明性功能强

性生活的频繁程度受多种因素影响，比如营养、体质、性文化、民族以及所处环境等等。欧美国家的男人比亚洲国家的男人要频繁一些。同一族群的男人也因体质和精神状态的不同而存在差异。同一个人在不同时期、不同环境中也不相同。所以，不存在一个统一的标准。性生活的频繁程度只能反映出性欲的强弱，不能说明性功能的高低。

衡量性功能的高低是根据勃起的硬度和勃起的持续时间来判断的。当然性心理和性技巧也是左右性生活质量的重要因素。

（4）酒能提高性能力

因为酒精具有活血的功效，所以被错误地认为饮酒能提高性能力。其实，酒精抑制了中枢神经系统的正常活动，干扰了性兴奋的反射传递途径。

酒精还会对泌尿生殖系统黏膜和神经产生损害。所以，性欲弱、阳痿和患有前列腺炎的男性，应果断戒酒。否则只会使症状加重。

因此饮酒对于男人来讲，不仅不能提高性能力，反而会降低性功能。

（5）吃性药没啥坏处

现在有许多性保健品商店标榜其商品能提高性能力且绝无副作用，许多男人对此产生了很大的兴趣。

事实上，我们的身体机能通常是处于一种平衡状态的，通过体育锻炼和健康的生活方式就能够提高身体的各种机能，从而使身体状态上升到一种新的、更高水平的平衡。当我们通过服用性药来强行扩张阴茎血管，增强硬度时，虽然实现了速效，但身体机能的平衡也迅速被打破。同时，久用性药容易对其产生心理依赖。这是十分有害的，这种行为无异于自毁己身。

（6）性功能好不好，妻子是否满意是标准

这种观念也是错误的，作为妻子更应该清楚这一点。

性兴奋和性高潮的到来，是丈夫快，妻子慢。要想实现夫妻双方同步，其实是一件很困难的事。想要每次都达到妻子满意是不现实的。所以夫妻双方不能总是刻意追求完美，妻子对丈夫更不要责备。

只要按照正常的性生活规律，经过调情期、兴奋期、平缓期、高潮期、消退期这样完整的性反应过程，男方正常射精，女方出现兴奋、潮红、激动、愉悦的生理反应，那么双方的性功能就是正常的。

每一次性生活的情况不同，结果也不尽相同，这是正常现象，不能因为一两次效果欠佳，就判定男方性功能有问题。男人一旦出现这个思想包袱，每一次都力争最佳，时间一长很可能会患上阳痿。

4. 丈夫要熟悉妻子性反应的全过程

一般男性往往忽略这一问题，这不仅造成性生活质量偏低，形成不了健全的性意识，也无益于夫妻感情的升华，更不利于优生。

（1）性意识唤醒期

当夫妻双方身心清爽，外界环境适宜时，是进行性生活的理想时机，孕前准备期的性生活一定要坚持这一原则。

当女性受到性氛围的刺激（比如拥抱、接吻、看情感片、抚摸敏感部位等）时，她的生殖系统血液循环就开始加快，分泌物增多，阴道变得湿润并开始扩大膨胀。此时阴蒂的敏感度很强。所以，丈夫要掌握这个客观规律，一定要在其他敏感部位的性意识被充分唤醒之后，再开始触动阴蒂，逐渐调动双方的性意识，在女性受到的性刺激信号汇集成一股洪流时，再开始交合。

（2）平缓期

在这个阶段，女性阴道的2/3继续膨胀，外口开始缩小，此时出现阴道包裹阴茎的现象。这时阴道的敏感性相对降低，对触摸不太敏感，这一阶段也是性激发期。阴道对挤压开始敏感，整个生殖器官也在继续膨胀，子宫已充分抬起。呼吸急促、心跳加快。

在这一阶段，丈夫的动作要平缓些，便于积蓄更大的性能量。

（3）高潮期

当性能量积蓄到顶点时就会释放，这就是所说的性高潮。女性高潮期阴道肌肉会出现几秒钟的痉挛，随后阴道外1/3部位处的肌肉会出现数次节奏性收缩，此时妻子的身心全部被巨大的性享受所掌控，有种青春焕发的感觉。

这时阴道对阴茎的包裹更紧，阴茎有被一种负压吸着的感觉，这就为优生创造了条件，因为精子在负压的作用下能够轻松进入，减轻了经过阴道、宫颈时的阻碍，同时也使精子保存了更大的活力参与受精。

另一方面，妻子达到高潮会促进排卵，从而防止了卵子的老化。

（4）消退期

高潮过后，肌肉开始放松，妻子的生殖器官各部分恢复到了初始状态，此时，丈夫一定要安抚一下妻子再休息。

了解了女性的性反应过程以后，就要重新整理自己的性观念，树立起健全的性意识。绝大多数新婚夫妻性生活质量不高，需要一段时间的调节才能达到默契。

5. 提高性能力的方法

（1）不同情况的处理

对于有性功能障碍的男性，首先要查明原因，明确是器官性障碍还是功能性障碍。如果是前者，要在专业医师的指导下进行治疗，但要保证在受孕前半年完成治疗。对于功能性障碍严重者，也可以考虑使用一些性保健品，但要在专业医师的指导下使用。因为患功能性障碍的原因各不相同。比如，有的是肾阳虚，有的是肾阴虚。这种情况也要在孕前半年完成调理。

对于因心理因素导致的性功能障碍，要重新审视自己的性观念，学习性知识，并与妻子经常沟通性问题。

各种原因的性功能障碍，经过治疗达到明显效果并稳定下来都需要时日，所以要提早进行。

（2）男性要拓展性兴奋的领域

由于长期受不良性意识的影响，一些男性的性兴奋点集中在射精上，以此达到满足感。而爱抚的满足感、抽动的满足感、夫妻互动的满足感等都被忽视。男性虽然也想控制射精来延长性交时间，但往往还是下意识地渴望射精，结果这种控制射精的愿望往往以失败告终。这时，如果妻子表现出不满或是指责，那么在今后的性生活中，男人可能会加重自卑感，甚至导致恐惧。

正确的做法是：妻子在整个过程中，要全身心地投入到每一个性爱阶段，诱导丈夫感受每一阶段带来的快感和喜悦。

在性生活开始时，妻子要抚摸丈夫的后脑部位、背部或亲吻他的前胸，总之尽量不去刺激他的阴茎部位，同时使自己的性兴奋点也来自这些部位。这时，妻子的眼神要充满爱意，来调动双方的情绪。另外，平时生活中也要逐渐提升健康的情感因素，做到不斤斤计较生活中的琐事，多一些平淡的温馨。为性能力的提高打下一个良好的情感基础。

（3）妻子是丈夫性能力提高的良医

男人性能力不佳有各种原因，但绝大多数是心理因素造成的。例如：有人因为一两次效果不好，就产生了心理负担，担心下一次是否能够成功。在这种心态下，只有一个结果——失败。

面对这种情况，医生帮不了什么忙。只有妻子才是治愈"疾病"的良药。也就是说妻子的关心和安慰，才能帮助丈夫树立起信心。

作为妻子一定要知道，在这种情况下丈夫心里是很痛苦的，他会感到对不起妻子。如果妻子在此时表现出沉默或无所谓的态度，丈夫只会被困在原有的意识中不能自拔。如果妻子再指责或对他冷言冷语，就会让丈夫更内疚、更紧张，导致"病情"加重。

妻子还要明白，丈夫一旦"患病"，很容易对婚姻产生一种"危机感"。所以，妻子要和丈夫一起，重温过去那些令人心醉的爱的经历，用对丈夫的深深眷恋打消他的顾虑，心平气和地分析造成这种"病"的原因，解除他的思想负担，让他的精神重新振作起来。

另外，妻子要根据不同的原因，有针对性地处理问题。比如：丈夫是因为长期闷闷不乐引起的问题，就应该安慰疏导，加倍温柔体贴，并在房事前，改变从前的被动习惯，创造快乐的气氛，提高主动性。再如：丈夫是因为体弱疲劳造成的，妻子应安排好生活，帮助丈夫早日恢复体力等等。

最后，夫妻双方都要清楚，加强体育锻炼、戒掉烟酒、生活规律、心态幸福都是提高男性性能力的根本。

（4）控制性生活的频率

男人在不同的情境下性能力也不尽相同。比如郁闷不安时，往往会用性生活来排解，结果经常是草草收兵。所以，在状态不佳时要避免性生活。另外，因为体质、营养和环境的不同，使性生活的频率没有一个统一的标准。但适度减少性生活的次数，对提高性能力具有很大的益处。

那些把某一个标准套用在自己身上的做法是很不科学的。比如，我国隋代《玉房秘诀》中提出的频率是"男子20岁，4日泄精一次；30岁，8日一次；40岁，16日一次；50岁，21日一次；60岁，闭固精关，不再施泄。"这种较低的频率或许只适合那个时代的人们。至于那种"20岁，日日欢；30岁，隔日欢"的高频率则更不可取。所以，频率的选择要以性生活质量为标准。在这个频率的基础上，如果再降低一点，将会对提高性能力大有裨益。

在孕前准备期，则更要慎重地减少性生活次数。建议最好每周1次，最多不超过2次，到最后2个月时，每10天1次，受孕日以前半个月内要保证节欲。夫妻双方要认真对待，将此作为重要规则来执行。

（5）通过锻炼身体提高性能力

由于孕前准备期的特殊性，最好的锻炼方式是长跑和在温度适宜的水中游泳。

最好的锻炼效果来自于对锻炼的热情和长期坚持。

锻炼要根据自身情况来进行，运动量要适中偏上。长跑时尽量多用脚尖着地以锻炼身体弹性。另外，在孕前准备期多一些孩子气的运动也是大有好处的。

（6）通过训练阴道功能提高性能力

阴道肌肉有力、弹性好，不仅是高质量性生活的条件，也会对婴儿起到很大的帮助。

女人容易衰老，皮肤的皱纹增多、弹性减弱是女人最在意的事情。但阴道肌肉更容易衰老，阴道变得松弛、干涩、弹性差却很少引起年轻女性的关注。

当丈夫面对妻子松弛的阴道时，容易产生索然无味的感觉，这对提高性生活质量很不利。反之，阴道肌肉弹性好，其收缩力就会很强，容易调动双方的兴奋点，更快地进入高潮期。

首先，丈夫要善于诱导、激发妻子的敏感，让更多、更强的性信息传入阴道，阴道部位的血液循环便会更流畅，从而有利于阴道肌肉弹性的增强。

其次，当阴茎插入后，前期节奏要平缓些，再逐渐达到节奏适中，后期丈夫要尽情抒发情绪，更好地调动妻子的高潮。

再次，阴茎在阴道中的时间要尽可能长些，这也是增强阴道肌肉弹性的好方法。

尽可能有规律地安排性生活，不要过于频繁，也不要间隔时间太长，经过半年的训练，阴道的收缩能力一定会得到很大的提高。

第四章 提升气场是优化遗传的灵魂

●如何理解"气场"及其在素质遗传中的作用

要准确说明气场在素质遗传中的作用，其实是一件很困难的事。以下的论述如果能起到抛砖引玉的作用，从而引起读者更深入的思考，则是笔者的希望所在。

我们先从"漂亮"这个词谈起。什么是漂亮？其实协调就是漂亮。五官之间的协调、五官与气色的协调、气色与气质的协调、气质与能力的协调、能力与人格的协调、自身与他人和环境的协调等等，构成了一个需要协调的体系。当这个体系整体上处于协调状态时，这个人就是漂亮的。

都说年轻时的长相是父母给的，成人后的长相是自己给的。这说明，你调整了自己的协调度，你就变得更漂亮了。世上任何事物的改变都需要动力，而动力源自能量，向协调方向转化需要的就是人们常说的正能量，向不协调方向转化则是负能量造成的。

另外，能量存在的形态不同，所起的作用也不尽相同。比如：正能量处于内收状态（不张扬，不过分超体力、精力和愿望地行事与担当，能凝视内心，安心于一种返璞归真的状态）时，它主要作用于自身的器官、细胞（包括生殖细胞）、神经元等；当正能量处于外放状态（喜欢表现自我，主要精力用于修饰自我形象，难以安静下来）时，则主要作用于人的魅力，与他人以及与环境的协调上。

这种能量存在的形态就是气场。气场看不见、摸不着，但能够感受得到，就像磁场一样，我们不能否认它的存在。在素质遗传中，气场起着关键性作用。希望读者在阅读此章时，能够借助气场这个概念领悟素质遗传的实质。

气场很抽象，也给人一种神秘感，但它是真实存在的。它无时无刻不在对我们起着作用。如果说人的成功有什么秘密，那么气场就是那本无字天书。正如老子所说："玄之又玄，众妙之门。"

然而，气场也不是不可言传的，我们完全可以将气场描述一番。人体中充满着能量，并向身体周围辐射，形成了各种不同的形态。比如：人体以正能量为主时，形态是协调美丽的（处于外放状态时是一种清晰的美，处于内收状态时则是一种朦胧的美）；以负能量为主时，形态就是不规则的、杂乱的（处于内收状态时会让人有一种阴森之感，处于外放状态时则会有种恐惧感）。

身体内的能量状态，也可以比喻成一个蓄水池，有进水口和出水口。我们的生活习惯、行为方式、遗传素质决定着进水口的流量；我们的外在活力、办事能力、个人魅力等外露的精气神由出水口管控。也就是说，身体内的能量始终处于一种动态平衡之中，直至生命的终点。进水口流量充沛是健康的保障；而出水口流量大于进水口流量的人则很难长寿。在孕前准备期，我们的目标就是使进水口流量充沛，出水口适当节流。

在我们身体中，小到每一个细胞，大到每一个器官，都具有属于自己的能量圈，但通常这些能量圈是无序的，造成了相互之间的能量消耗。这种一盘散沙的状态难以形成合力，表现出来的特征就是亚健康、心理失衡等。

植物也是由许多能量体组成的，但它没有对众多小能量体进行整合的能力，只是按照固有的遗传编码、指令运行着。而我们人类恰恰具有这种整合能力。理解这一点非常重要，同时也意义非凡。

我们每一个人的身体都是由上百万亿兆的小能量圈组成的集合体。如果任其彼此分离、相互独立，只在个别时间有较和谐的互动，或者我们不善于整合体内的各种能量，这不仅是自身的巨大损失，也使那些停留在我们体内的精细胞、卵细胞长期接收不良的编码信号，使它们受到严重损害。因此，整合我们体内的能量使其发挥最大的作用，是我们孕前准备的重中之重，也可以说是优生的灵魂。

通过良好的习惯和特殊的训练以后，你的整合能力将逐步得到提升。你的周身血液将健康循环，整个身体将得到舒展，充满活力，智力、体力将得到提升，情绪将更加稳健，魅力也会得到极大的提升。

人从出生的那一刻起就被一种气场统领着。气场的外在特征是精气神。人的免疫力、健康长寿、意志与成功，一切的一切都源自气场的能量。

总体来说，气场不仅有积极的一面，也有消极颓废的一面。我们调整气场，就是要从整体上把它调到积极的状态。这样，气场的能量才会以一种神奇的功能实现我们的愿望。我们说过，只知不做等于无知。所以，不仅要了解气场，更要善于提升气场，运用气场。

假如你对优化遗传密码、实现优生抱有强烈的渴望。那么就要学会调节和调动你自身的气场，吸纳外界的能量，使自己的气场能量充沛。到那时，你的渴望就会轻松变为现实。

如果把家族的生命延续比喻成一条河，那么，是一条弯弯曲曲的小河，还是奔流不息的滚滚长江，都取决于源头。气场就是我们生命延续的源头。

●自身的气场

我们如何以事半功倍的效果来构建自己良好的气场呢？答案只有一个：在生活实践中建立。

1. 突破口

人是四维的——身体、精神、智力、社会/情感。它们相互作用，又自成一体，形成了完整意义上的"人"。

其中每"一维"的改变，都会导致其他"三维"的联动，从而影响到气场的形态。导致改变的动力如果是正能量，那么气场也充斥着正能量，也就是积极的一面。这种积极因素反过来又作用于身体、精神、智力、社会/情感向更强大的方向发展。

存在于这个气场中的生命细胞——精子与卵子，始终接受着来自气场的信号，并不断完善自己。气场越强大、越优良，它们完善得就越彻底。

这是一个神秘的系统，我们要想建立一个良好的、强大的气场，会有种无从下手的感觉。那么突破口在哪里？其实就在四维中的"社会/情感"这一维里。

请问：有多少人在弥留之际是希望自己再花时间工作或娱乐的？几乎没有一个人希望这样。此时他们想到的是爱人、家人和他们为之付出过爱心的人们。

即使是伟大的心理学家亚伯拉罕·马斯洛，在他生命的最后，也把幸福感、成就感和后人的福祉放在了"自我实现"之上，他自称是"自我超越"。所以，人的根基是：社会与情感。

读到这里，你也许明白了一个人生哲理：逐渐以服务他人为核心（优生也是一种服务他人的行为），以这个原则为基础的人生规划，才是人生的本原。

请你和你所爱的人分享心得与收获。更重要的是在生活中践行。同时要明白，只学不做等于没学，只知不做等于无知。

2. 听从内心的召唤

我们从父母那里承接了一个气场，一个被"捆绑"了的气场，它为我们的生命提供了原动力。但是，你如果永远活在这个气场中，受限于它，那么你的一生将是一种悲哀。

在现实中，绝大多数人只能发挥出20%的能量来做事。当他们想突破这20%的上限时，往往会出现这样的想法："我能行吗？"在继承下来的气场的束缚下，我们在背叛自己。

这种自我设限的人到处都是，他们认为成功不是因为"我能行"，而是在贪婪欲望的推动下，始终伴随的一连串问号。

是的，如果你始终生活在原有的气场中，那么你的一生将毫无意义，只是在重复着某种东西。从年少时，父母就开始让我们参加这样那样的培训班，学习各种技能。再加上令人厌烦的学校管理、无自主性的学习，我们只好用那20%的能量应付这一切，我们习惯了这样做。

这好比双脚被缠绕着绳子，却还要参加长跑比赛。当他们被绊倒在起跑线时，还以为是因为自己体力不支，丝毫感觉不到自己是这个世界上独一无二、最神奇的生命体。只要解开绳子，就可以轻松超越，去赢得一场妙趣横生的比赛。

一个年轻人感叹道："我的生活太没劲了，我有许多设想，想做许多有意义的事。想拥有自己的公司，但没有本钱，得不到家人的支持，也没有任何帮手……无论有什么美好的愿望，最后总是不了了之。我的双脚真的像是被缠住了，我的气场就像冬眠了一样。"

看看那些上了岁数的人，有几个不是在"冬眠"中草草结束了自己的一生。就算完全明白了，也已经失去了从头再来的机会。

年轻人千万不要盲目顺从原有的气场的限制，要突破现实，释放本属于自己的生命能量，听从内心深处的召唤。

那个年轻人后来调整了心态，为自己描绘了一幅新的生活蓝图，坚信无穷的力量就在自己体内。他经常默念："我有健康的体魄，取之不尽的精力，美好的事物正向我走来。"

不久后他说："一开始我犹豫不决，后来终于迈出了第一步，很快放开了手脚，我朝气蓬勃，解决了自己从前认为很难的问题。最后，与人合作成立了公司，找到了几个好帮手。"

从他身上发生的积极变化我们发现，他的新气场已经逐渐形成，他正信心十足地迎接着精彩的人生。

3. 清理与整顿

你能果断放弃吗？

我的侄女，大学毕业后，从事了保险工作。她是一个有心的女孩。工作一开始就展露了她优秀的营销能力，工作业绩在行业内是出了名的。正当她满怀激情准备再创佳绩时，遇到了工作上的第一个瓶颈，这困扰了她很长时间。

她的愿望是想使业绩不断提升。于是她不断努力。但是，不知道是自己的错误，还是上苍的捉弄，虽然她付出了比以往多几倍的汗水，但一切努力都收效甚微。

那段时间她常常闷闷不乐，对自己也逐渐失去了信心，甚至想到了放弃这份工作。好在她是个有心人，情绪平复后，她不断地问自己：造成这种状态的原因到底是什么？

那些三番五次约见的客户，那些费尽口舌的谈话过程，以及以失败而告终的结果，历历在目。她问自己：我应该怎样改进方法，才能成功沟通呢？就在她还没有想好办法的时候，顺手翻阅了自己以往的业绩记录，渐渐地，她被这里的统计数字吸引住了。

在她半年的业绩中，有80%是在第一次见面时签约的，15%是第二次见面签约的，只有5%是三次以后完成的。

她豁然开朗，果断地调整了工作方法——放弃那5%的利益。也恰恰是对这5%的放弃，为她赢得了大量的时间和精力。

生活中，最常见的错误是做事事倍功半。各种各样的顾虑难以从我们的脑海中清除，使我们疲于奔命，却收效甚微。气场也因此受到了严重干扰！

要想提升气场，首先要清空拥挤不堪的大脑。没有选择地处理所有事情，你是无法轻松的。你的状态必须由你自己掌控。调整状态的方法是弄明白你最想要的是什么，然后删除大脑里的种种顾虑。

舍弃一些事情往往是困难的，可是留恋这些事情的后果更让我们难受。因为大脑内存过于杂乱，导致我们不知道怎样兑现自己的承诺，结果只能用"我没有时间""我太忙了"来遮掩。

所以，摆脱杂乱状态的困扰，极力捕捉到那些最重要的事，然后对它们进行排序整理，这是一场头脑风暴。只有经历了这样的过程，我们才能凝聚生命的能量，形成一个强大的气场。

4. 付诸行动

一些看似琐碎的小事，往往可能来自刻骨铭心的情感经历。如果只看表面，没有触碰到深层的敏感问题，则有可能会践踏了对方心中的圣土。

我有一段亲身经历，讲给大家，希望大家能体会到其中隐含的人生哲理。

几年前，我为了能够潜心做研究，请了长假和我的"知音级"朋友去了北京，一住就是三个月。

当我在北京图书馆浏览图书时，一本特别的书引起了我极大的兴趣，其中的一段文字让我受到了极大的启发。

我反复品味这段文字，其实它体现的是一个简单理念：他人的不良行为与自己的心理反应之间存在很大的模糊区域。怎样对待这块模糊区域是我们成长和幸福的关键。

这种理念在我心中产生的影响是难以言表的，让我感到一股全新的、令人难以置信的力量。好像似曾相识，相见时又很紧张。

在我与知心朋友的交往过程中，并非总是流畅快乐的，偶尔也会触及敏感的神经，也经历过不愉快。但我们相处的基础总是互相支持、鼓励和体谅。这让我们能够更深入地了解彼此的内心世界，我们的关系也因此得到了深化。渐渐地，我们之间有了两个心照不宣的基本准则，一是不要刨根问底。无论谁露出了内心最脆弱的一面，另一个都不要设法问个明白，而是体谅对方当时的心情，等到恰当的时机再去了解。二是在话题过于尖锐或痛苦时，我们要及时打住，直到当事人愿意再次开口。

其实，当两个人的脆弱点碰触在一起时，交流是最艰难的，同时又是最有效的。

我们之间一直存在着一个问题：他有一个固执的偏好，就是隔三差五就会用萝卜条当饭，并且极力让我也照做。每次这种"不良行为"都会引起我的不悦，并且像导火线一样，能让我想起各种烦心事。

如果他承认自己的习惯缺乏理性，我也许还能容忍，但是他却一再找出各种理由辩解，实在让我不悦。

终于有一天我们谈到了这个话题，我永远也不会忘记那一天，那是朋友第一次说起他痴迷于萝卜条的原因。他谈到了他父亲，谈到了他童年在农村的生活以及大饥荒年代的情景。他们一家人在艰难的岁月里没有被饿死的原因是干萝卜条——那是他爷爷当年用干萝卜条和泥土砌成的庭院围墙（也许是爷爷的有心之举）。当他父亲靠在墙上感叹人生的艰难时，发现了这些可以充饥的食物。他们拆墙扒出萝卜条，洗净后加上盐用来充饥。

他和他父亲感情深厚，劳累一天的父亲一回到家就躺在炕上，而小小年纪的他就为父亲揉腿，给父亲唱歌。每当这时候，父亲总是喜欢坦言自己内心的感受，告诉他多亏那些萝卜条，他们全家才得以渡过难关。他父亲对萝卜条的偏爱其实是在寄托着某种情感，即使是到了生命的最后一刻也没忘提起萝卜条。

父子之间的这种交流自然而率真，所产生的影响也是难以想象的，在那样一种轻松的氛围下，任何心理戒备都不会有。因此父亲的话在他心里打上了深深的烙印……

如果你能从这段故事中感受到我朋友的行为无关萝卜条本身，而是他对父亲的愿望的忠诚，那么你的悟性很好，而且正能量在你内心占据着主导地位。

我们曾经尝试通过控制自己的态度和行为，光靠交往技巧来消除分歧，但这只是权宜之计，作用有限。只有从最基本的思维方式和行为模式下手，才能根除长期潜在的问题。

在和睦的家庭中，存在着一种神奇的力量。亲属之间、夫妻之间的相互依赖，会产生一种强大的力量。这也就是后边将要谈到的环境气场与自身气场一旦交融，就会产生势不可当的能量。

让这个基本准则变成你的使命吧。从与你父母的沟通开始，慢慢学着爱和原谅父母，并开始与他们建立积极的关系。在你的家族中已经延续数代的气场可以在你这里画一个句号了——走进气场提升的轨道。你是一个转型者，连接着过去和未来，你自身的变化会造就许多优秀的后代。

我知道，你要开始行动了。但一定不要忘了，每天安排一些空闲的时间，什么事也不做！找一个舒服的环境放松下来，并体会你内心深处的需求，然后尊重这种需求，别着急，慢慢来。

5. 行动的策略

策略一： 松土

农民播种之前要松土，这是基本常识。现在你要播下新气场的种子，那么就要学会给自己"松土"。

每天要有一段完全放松的时间来让自己放下所有的事务（比如：每周有一个晚上关掉电视机、手机，或者选一个时间去一个环境优美的地方），把自己还原成自然、真实的生命体。这样做就是在给你原有的生命体松土，从而为新气场的登陆减轻阻力。

策略二：稳住

仔细体会你的使命和你那独一无二的天赋，然后从眼前的小事做起。不要向自己、向他人许诺过多。这样做的目的是彻底消除心有余而力不足的状态，也就是收紧你的生命能量。渐渐地你将学会安静、沉思和在沉默中生活，这是建立新气场的需要。

策略三：每天注入新能量

每天都抽出一点时间，向个体的"四维"注入新能量。身体（饮食的丰富、锻炼的效果），精神（回想你的使命、想想你赞成什么、你在生活中的目的是什么），智力（寻找产生高智力的沃土在哪里、和妻子的智力游戏变成生活的一部分），社会/情感（我能为社会为他人做点什么、怎样更好地与他人互动）。

策略四：晨与昏

早晨醒来时，静静地想想今天将怎样去关怀所爱的人以及今天想做些什么事。晚上放松下来后，回想一下今天所做的事情，琢磨一下那些不完美应该怎样改进，明天如何迎接挑战。

策略五：和谐高于一切

在自己重要的人际关系账户中，时常存入一笔对他（她）的关怀，给和自己情感深厚的人追加一笔关怀，并乐在其中。

策略六：拒绝

判断什么是对自己真正重要的事，并为之付出努力。对于不重要的事务，要敢于拒绝，以便腾出更多的时间和精力。

策略七：负起责任

对自己的家庭问题做出判断，然后按先后顺序安排计划，并付诸实践。

策略八：沟通

向家人或其他"同路人"讲出自己成功的心得。交流成功的信息也是强化气场的过程。

策略九：耐心

在培养气场的过程中，对出现的不尽如人意之处一定要有耐心。要明白，建立起一个新气场必须付出应有的努力，新气场形成的轨迹是螺旋式上升的，而不可能是直线上升的。

策略十：用镜子检测效果

气场的动态你无法看到，那么怎样检测效果呢？一个最简单、最直观的方法是看一眼镜中的自己。如果气色大有改观且相对稳定，那么祝贺你；如果气色比以前有改善且稳定，说明你正在以稳健的方式提升；如果有好转，但不稳定，说明还有很大的阻碍因素；如果没有变化，那就抛弃"形式主义"吧。

6. 重建气场在取舍之间

爱因斯坦曾经说过："以昨天为鉴，以今天为乐，以明天为盼。"到了结婚生子的年龄，是该回头看看过去、展望一下未来了，以饱满的热情愉快地过好每一天。

但是，我们如何才能保持愉快的心情生活在当下，建立起一个良好的气场呢？答案是：归于简单，实现充实。

作家村上春树说："我的人生中，最为重要的人际关系并非同某些特定的人物构筑的，而是与或多或少的读者构筑的。稳定我的生活基盘，创造出能集中精力执笔写作的环境，催生出高品质的作品……"当我们看到村上春树的这段文字时，可能会产生这样的疑问：他说的太不符合实际了，一个人怎能把素未谋面的读者作为自己最优先的人际关系之选呢？难道村上春树不应该更关注他的家人、朋友和身边的人吗？其实，只要我们细细琢磨一下，就会发现，他只是认清了自己真正需要的东西是什么，并且让他的人生围绕着这一使命展开。

这是属于他自己的真实人生，是一种追求充实的实践。难道我们不该拥有属于自己的充实人生吗？这不仅是建立强大气场的前提条件，更是活出自我、实现人生价值的保障。

简单与充实，从表面上看是截然相反的两个观点，其实不然，我们完全可以在从事多种多样活动的同时，最大限度地简化自己的人生。从今以后，可以不再考虑某些事情，只着重考虑那些重要的事情。如果你时常感到疲倦，为了名与利而拼杀，或者你曾试图在难以琢磨的人生和工作中寻找平衡，那么你就应该了解整合的力量。

这里所说的"整合"，是指我们生活之中的所有事情都趋于和谐的一种状态。我们同亲朋好友相处愉快，对工作充满热情，拥有健康的体魄，每一天都能做一些自己喜欢的事情，知道自己能够改变不好的状态。总之，我们发现自己充满着感恩之心，并积极向上，在丰富多彩的人生路上积极应对挑战。而要达到这种整合的目标，就必须采取行动，告别不必要的任务、责任和期望，并在此基础上迎接那些能够让我们的人生变得更加充实和丰富多彩的事情。

如果你想掌控自己的世界，并且按照你喜欢的方式生活，那你就必须下定决心，打破常规，制订出属于自己的人生规划。为什么我们要删繁就简呢？因为在我们的日常生活中，每天都有分散你精力的事情发生，都有处于"应付状态"的你。比如：每天都会接触到各种各样的推销信息、他人给你带来的或你自己造成的繁忙的工作、不必要的义务和责任等等。

说到这儿，如果你还是不清楚自己该怎么做，那么最好的办法就是把你面对的所有事情进行一次过滤。在进行过滤的过程中问自己两个问题："我做这件事究竟是为了什么？""如果我放弃这件事，结果会怎样？"

举个例子，你明知将要参加的这次酒宴不过是海阔天空地乱聊一通，最后以喝醉而告终。

问题1：参加这次酒宴究竟是为了什么？可能的回答：我应该参加这次酒宴，因为每个周末朋友们都要聚一聚，也许这次和以前不一样。

问题2：如果我不去，结果会怎样？可能的回答：可能不会咋样。也许主办人会对我有成见。也许会有人认为我不参加是明智之举。

在这种情况下，你完全可以找到一种办法，既可以不参加酒宴又可以消除主办人有可能对你产生的成见。与此类似的事情可能会很多，你可以反问自己："如果我不去做，末日就会来临吗？"或者"如果我不做，就会有人因此死掉吗？"如果答案是否定的，你就完全可以将上述事情归入删除的那一栏。

当你尝试着这样做的时候，你将逐渐学会怎样分辨哪些事情是必要的、哪些事情是不必要的。接下来就是尽可能对一切不必要的事情说"不"。在制订你的人生准则时，学会说"不"至关重要。在实现你人生目标的道路上，你走得越远、越接近成功，需要拒绝的事情就越多。你甚至需要有一段很长的时间，去做到"心无旁骛"，彻底隔绝那些有可能使你的注意力从重要的事情上转移的事情。

如果你能安排一些时间，使自己处于"心无旁骛"的状态，这将对你有莫大的帮助。比尔·盖茨每年都会"闭关"两次。在"闭关"期间，只有一名助手为他送食物。除此之外，他杜绝一切外界的干扰，把自己关在屋子里阅读资料，为微软的事业做出规划。连比尔·盖茨这样的人都能推掉繁忙的事务，抽出时间专注于重要的事情，我想我们这样的普通人应该没有理由说"很难办到"。所以，问题不是你能不能做到从繁忙的事务中抽身，而是你具有怎样的人生准则和人生状态。

如果你理解了上述内容，就应该列出一份清单——不需要做的事情清单。这份清单，会对你帮助很大。因为它能使你认清阻碍你前进的绊脚石是什么。把那些耗费了你许多精力，最后却一无所获的事情删除，腾出精力去拥抱对自己有意义的事情。

列出3~5种你认为会对你产生不良影响的事情来，看到它们你可能会很惊讶。第一次列出自己的清单时，我发现自己每周至少有10小时以上的时间花在了毫无价值的活动上面。不可否认，人生中有许许多多对我们没有价值的事情，你应该将那些影响你较严重的事情毫不犹豫地删除。

那么，我们该留下什么？答案是：对充实人生的追求。让生活充满你喜欢的事情，同时为后人留下遗产（给予他们健康、智慧及积极乐观的态度），要为后人留下这些遗产的前提是你自己必须拥有一个充实的人生。

我们忙碌了一天后，也许会感到十分疲惫。但不应该有这样的疑问："今天我究竟做了些什么？"一天结束时，我们应该有为自己骄傲的感觉。人生最值得我们骄傲的瞬间，往往是我们感到有压力的时刻。也许有人认为生命中最美好的时刻，莫过于心无牵挂、完全放松的时候。其实不然，最愉悦的时刻通常是一个人经过很多努力、做了值得做的事情，把体能、智能发挥到极致的时候。

就我个人而言，我喜欢思考人人都拥有的365天中，我能完成哪些任务。除去睡觉、吃饭、应酬等必须要做的事情后，其实完全由我们自由支配的时间并不多。我不想再浪费这些时间了，我想参加乒乓球比赛，想开创属于自己的事业，想建立网站让更多的人得到我的帮助，想和风趣的人谈天说地，想去更多的国家旅行……

如果不能做这些我喜欢的事情，我就会感到不愉快。也许你也有同感，虽然我们所喜欢的事情不同。

每天能做自己喜欢的事情固然开心，但也一定要知道"养精蓄锐"的价值。人们常说："懂得休息的人，才能成功。"这话一点也不错。养精蓄锐才能积聚能量，有了能量我们才能对自身的气场进行整合，反作用于我们喜欢的事情上。这样，在做我们喜欢的事情时，我们才能全神贯注，才能更加愉悦。

当你正专注于某项事务却受到他人的干扰时，什么时候说"行"，什么时候说"不"，你可以这样决定：

如果要做的事情能够为后人留下精神遗产，就应该说"行"。

如果要做的事情能够让你或他人有所收获就应该说"行"（判断是否值得，应看最后的结果，而不是考虑花掉的时间）。

如果要做的事情符合你的心愿，就应该说"行"。

如果要做的事情除了穷忙活以外没有任何意义，就应该说"不"。

有些情况是要凭直觉判断的，如果直觉是"不"，就应该果断说出；如果直觉中掺杂着不确定，就应该说"行"。

当你删除了一些没必要做的事情后，也就意味着增加了去做一些重要的事情的时间。通过这样的整合，你就可能得到你想要的东西，但是你不可能同时拥有一切。所以，一定不要瞻前顾后，如果你做不到这一点，你将无法改变自己的气场。

●气场是宝藏也是灵魂

1. 创造力和第六感

创造力和第六感是人类特有的神秘现象。要启动它们，没有强大的气场能量是万万办不到的。即使你勉强为之，结果也是漏洞百出。也就是说，气场是启动创造力和第六感的动力。

在日常生活中，许多人都有过这样的心理体验，凭借一种无法说清缘由的直觉去做事，而事情的结果往往证明了直觉的正确性。这种直觉的产生其实是你的气场正处于被激活的状态下。这种现象也说明人人都有把自己的气场变得强大起来的可能。

为什么当我们处于某一状态时，会不由自主地冒出许多新思想、好点子？为什么有时我们的思维会变得迟钝，只能凭着惯性去做事和思考？为什么有时在事情没发生前，我们就有了清晰的预感并且往往很正确？为什么这种预感有时却偏差很大？这是气场状态的起伏变化导致的。所以，我们需要做的是舒展气场、培育气场，让它经常处于积极的状态下。

此外，为什么相距千里的同卵双胞胎，如果一方身心发生重大变故，另一方会有所感知呢？为什么感情深厚的亲人间经常出现心灵感应呢？这是因为气场一旦重叠，就会激发出更加强大的效应，并且不受时间、空间的制约。

正因为上述现象的存在，我们才可以运用强大的气场和气场的重叠效应来实现我们的愿望，包括夫妻合力的优生。

2. 不要把宝藏束之高阁

积极的气场所蕴含的是正能量，它会启动并支撑你无穷的创造力。而阻碍它实现的唯一阻力是你自己。

安于享乐、一帆风顺往往会阻碍创造力的激发，而遇到困难、挫折或是自身需要帮助时，创造力就会被释放，并且需求越急迫，渴望越强烈，创造力就越活跃。所以，年轻人一定要有事业心，有自己的渴望，在舒展中绽放生命。不要以看破红尘的心态，把自己的生命蜷缩起来，只有通过感官的刺激才能意识到自己生命的存在。

不论你是农民、工人、银行家、科学家，还是商人、律师，也不论你是富有还是贫穷，气场给予每一个人的力量、智慧和灵气都是平等的，都是取之不尽的。

也许有人会抱怨："我是穷人堆里长大的，我的贫穷、无能难道是我造成的？"的确，你不是造成这种窘境的直接原因。这是由于你的父辈们认为这是一种无法改变的宿命，因此他们就把气场捆绑起来，束之高阁。他们不懂得开发自身的宝藏。所以才没有改变贫穷的状态。那么，从你这一辈，从现在开始，还要延续父辈们那种捆绑气场的做法吗？

古往今来，无数事实证明，培育、运用积极的气场，勇敢地挑战自我，拥有一颗经得起磨砺的心，每一个人都能释放出强大的能量，并可能因此而改变自己的命运。气场赋予了每一个人改造自身、改造环境的潜能，它让你有资本来决定自己如何去生活。你需要做的就是培养好、利用好积极的气场，从而开发出无穷的潜能。

3. 气场是灵魂

当你的气场舒展开时，就会释放出巨大的能量，当你对能量进行内收时，这种能量会使你身体里的每一个细胞都得到舒展并被激活。这也是我们为什么主张利用气场来实现优生的根本原因。

此外，健康的生活方式有养护气场的功能。比如：你吃进去的健康食品，经过脾胃的转化就会产生一种"精气"，向你的气场输送源源不断的能量；你如果经常锻炼，身体就会得到舒展，这种舒展的信号自然会传导到气场，促使你的气场也舒展开；如果你的睡眠充足且质量好，你的气场就会有充足的时间来休整；如果你去拥抱大自然，良好的外界气场就会与你的气场发生对接，使你的气场变得更加强大、优良。

当气场强大时，它的巨大能量又会反作用于你的机体，使之更健康、更乐于运动；也会使你更愉悦、更乐于帮助他人……从而形成良性互动。

生活中的不良嗜好和混乱的心态会损害我们的气场。例如：吸进去的有害气体，不仅会干扰气场，而且会在体内积聚，对气场造成伤害；如果你违背"生命在于运动"这一自然规律，那么你的气场就会处于休眠状态；如果你做事急躁，就会造成气场能量的大量外泄；如果你经常接触外界的不良气场，那么你的气场就会蜷缩起来。

生活中的消极因素和气场的消极面也会产生叠加效应，从而生成巨大的破坏性能量，使我们身体中细胞的发育受到影响，这和我们优化遗传密码的愿望背道而驰。但要完全消除消极因素也是不现实的。比如：恐惧和忧虑，是我们固有的情感，要避免这些消极情感的产生是不可能的。但我们又不能让它们肆虐。怎么办？唯一的办法就是让安详和创造力充满我们的气场，并保持这种状态。通过不断的努力，我们才能更容易地从可怕的消极情绪中解脱出来。

气场是由积极的一面主导，还是由消极的一面主导，这决定着我们的一切。

●环境气场的分类及其与个体气场的合力

1. 环境气场

环境气场包括自然景物气场和人的群体（社会）气场。

当我们身处优美的自然环境中时，那里的气场会作用在你的身上，你会做出快速的反应，使你心情愉悦。

记得有一次，我去了广西凤山县的三门海景区，那里的两棵百年大树吸引了我，它们看上去完全是从石头中长出来的。当我屏住呼吸静静地抚摸它们时，忽然感到周身的血液特别流畅，像是有一股能量流进了我的身体，杂乱的思绪瞬间消失得无影无踪。我不由得感叹起"天人合一"的说法。也想到了"人杰地灵"一词确实有着它丰富的内涵。

所以，如果想提升气场，达到优化遗传基因的目的，就一定要经常去大自然中吸收环境气场的精华。

人的群体（社会）气场是由多个个体气场交叉作用而形成的更神奇的气场。当具有"相似取向"的人聚在一起发生互动时，所形成的群体气场是协调的气场，这不是气场简单的叠加，而是倍增效应，生成巨大的、不可估量的能量。在这种气场中的个体气场，很容易就会被协调化。

2. 个体气场与群体（社会）气场的互动

如果你的气场与环境气场合拍时，就会产生良性互动，那么奇迹将向你走来。反之，如果不合拍，你的气场将被扭曲，形成扭曲的气场。

第一个实例：

在我19岁那年，曾经有过半年时间不想与他人联系。考大学还是进入职场的纠结，再加上家庭等种种原因，让我的思绪特别混乱，这让我对今后的自立问题产生了恐惧，渐渐地情绪陷入了低谷。

父母在外地为了生计而操劳，我决定待在家里，和谁也不再联系，让自己平静下来。但事与愿违，这样做了之后内心反倒有一种不安，时间一长与他人沟通的能力也削弱了，跟人打电话都说不出几句完整的话。

到了后期，一个要好的高中同学邀请我去他家。说是有很大的喜讯要告诉我，推托不掉我就答应了。

你一定觉得我是一时的自闭，可是更严重的后果出现了，我所有的习惯和直觉都无法运用自如，人们不用想就能自如地处理好的日常小事，我都必须要考虑怎么去处理，即便这样也经常出错。当时的感觉就像一座大楼的地基开始下沉，整座大楼就要崩塌一样。这是自身的气场散了架。

同学的父亲是位心理医生，发现了我的问题后，主动和我谈话。我把注意力集中在他——一位充满自信的长者身上。他说："你是害怕做错事，害怕打开心灵的窗口，这样反而会使你的错误越来越多。"我说："做错了事别人会讨厌我。甚至有时别人对我态度友好，我也觉得他是被我的面具误导了，有一天他一定会重新讨厌我，因为我就是一个令人讨厌的人。"

长者问道："你就打算一直这样生活下去吗？"我说：

"还没有考虑这个问题。"后来长者就没有再说什么。

过了两天，长者邀请我参加他们的一次聚会。我的同学和长者的朋友朗诵了精彩的诗歌，讲了令人发笑的故事。

在我毫无准备的情况下，长者推荐我唱一首歌。尽管我的表情很尴尬，但在大家的掌声中，我还是用颤抖的声音唱完了《北国之春》。当我放下话筒，听到了热烈的掌声，我忽然觉得所有的苦恼都烟消云散了。原来，解决问题竟是如此简单。我第一次感受到了群体的气场，以及其强大和神奇的力量。

第二个实例：

有一对恩爱的夫妻，他们忙着各自的事业，虽然辛苦，但是他们很幸福。他们的儿子很活泼，已经上小学六年级了，还是很淘气，安静5分钟都很困难，而且无论做什么事都很急躁。

夫妻俩商量后，决定让儿子练书法，想通过练书法使他的性情平稳些。他们下决心一定要严格要求儿子，让儿子必须坚持。儿子看到父母那坚决的态度，也就答应了下来。

于是儿子每天放学后，母亲都要监督他练习。开始两天孩子还能坚持练习，可后来就开始磨洋工。一个周末的晚上，丈夫说："我们儿子的书法一定大有长进，走，看看去。"当他们发现儿子在近一个月的时间里，一本字帖只练了不到五分之一，而且字迹潦草时，夫妻俩对儿子进行了一番教育，之后开始示范给儿子看，儿子也好像很认真地练了起来。

回到自己的房间后，夫妻俩回想起这段时间儿子的表现，实在与他们最初的希望相差甚远。

不久，一则消息引起了丈夫的注意，市里要组织一场少年书法大赛，时间就定在了下个月的第二个周末。于是丈夫和儿子的班主任进行了沟通。班主任在班会上郑重地宣布了这个消息，并成立了兴趣小组，备战大赛。

自此，夫妻俩发现儿子练书法时的眼神变了，变得凝重、郑重其事，也很少淘气了。

比赛的前一天晚上，儿子拿着他的作品来到了父母的房间，夫妻俩惊呆了，"这简直是书法家的作品！"他们这样夸奖孩子。

一个良好的群体气场，会彻底释放一个人的潜在能量，升华他自身的气场。

3. 创建群体（社会）气场

人的气场可以传递给下一代。人的群体（社会）气场也在进行着世代传承，并与个体气场发生着神秘的联系。我们不仅要突破自身固有气场的限制，还要创建新的群体（社会）气场。

有类似气场的人聚集在一起，就会产生巨大的叠加效应。俗话说，"物以类聚，人以群分"，这种叠加效应会使我们更强健。数学上把具有某种相同属性的事物看成一个集合，那么准备结婚生子的人自然也是一个集合（就叫优化集合吧），并且是人生中最重要的集合。人生是丰富多彩的，我们的生活是由许许多多个集合组成：家人集合、亲属集合、朋友集合、同事集合、生活各要素组成的集合、学习场所各因素组成的集合等等。

要想使优化集合发挥出应有的作用，就需要我们先主动来构建一个紧密的优化集合，定期在具有良好环境气场（比如野外、公园、绿色农庄、布置典雅的房间等）的氛围下聚会；结伴参加感兴趣的各种讲座；一起进行体育锻炼；编排一些群体智力游戏；一起交流心得、讨论问题等等。总之，每一个人都要服务于优化集合，同时也要尽可能多地从优化集合中汲取能量，提升自身，反过来更好地服务于优化集合，形成良性循环。这样一定会达到事半功倍的效果。

4. 地方政府应"给力"

中央倡导"要把文化建设列入经济社会发展的总体规划，列入政府的绩效考核和各级领导班子的考核体系中"。优生理念以及在执行理念过程中的行为也是一种文化，而且是最具长远效应、最具价值的文化。希望地方政府充分发挥组织协调能力，加大扶持力度，为年轻人的身心健康，也为了民族的未来。在这一点上，政府部门起码要发挥三方面的作用：

（1）动用宣传手段，让千家万户都知道孕前准备期是奠定人的先天素质的关键时期；优生源自准爸爸、准妈妈自身素质的提高。择优繁衍的时代，由政府推动，必将形成一个巨大的社会气场，其影响力将远远大于个人的努力。

（2）动用政策手段，扶持有资质的个人和社会团体承办多种形式的讲习班、培训机构，使他们有组织地进行指导和咨询工作。这也是小群体气场强健起来的良好背景。

（3）加强监管，防止出现单纯以盈利为目的、对这项事业不负责任的行为。毕竟这项事业的本质属性是通过优化社会环境来提升人群素质。

● 关于气场与优孕的探索

要想理解气场与优孕的关系，首先要弄清机制的遗传性、天赋差异的根本原因以及文化选择等概念。

1. 关于机制的遗传性

美国科学家曾对几个月至1岁多的婴儿做了一种反应性测试，在婴儿面前放置贝壳或人造物品时，婴儿从注视到抓摸的反应时间是4秒钟左右，但当在他们面前放置植物时，婴儿的反应时间却用了10秒钟。这说明婴儿天生对植物持有一种谨慎态度。科学家进一步解释说：这是人类在漫长的进化过程中，面对特性复杂的植物群形成的一种谨慎机制。

大家熟悉的人体生物钟、三节律，以及相对个性化的音乐天赋、运动天赋、数理逻辑天赋、情商等等，都是一种机制，具有遗传性，这是客观规律。具体到我们每个人身上，就形成了各具特色的遗传机制系统。只是我们不要人为地评价各种机制系统的优与劣。

所谓天赋就是遗传下去的这种良好机制。天赋是超越思维、情感与行为层面，又对思维、情感与行为起着某种导航作用的一种机理。

人，之所以称其为人的最根本特征是智能与情感。在漫长的人类进化过程中，已经把不适应智能与情感发展的基因淘汰掉了，可谓是大浪淘沙，因此，生活在现代社会中的每一个人，都具有适合发展智能与情感的良好基因，这也是我们提出在生育"优秀儿"的概率方面人人平等的理论基础。

2. 关于天赋差异的根本原因

既然现代人都具有发展智能与情感的良好基因，为什么现实中的人天赋差异如此之大呢？

2012年，科学家发现了大脑里的"垃圾处理系统"。当大脑处于睡眠状态时，这一系统最活跃。换句话说，处于睡眠状态时，大脑处于"自我清洗"、"自我排毒"的状态，而缺乏睡眠的人确实有大脑废物聚集的现象。这说明睡眠可以启动大脑垃圾处理系统工作，排除大脑废物。

大脑废物对大脑正常机能的影响是显著的（这一点从你自

身缺乏睡眠时的经历中可以体会到）。大脑废物对大脑机能的正常发挥起了干扰作用，而人的良好遗传机制也会受到这种干扰因素的影响，使其不能正常发挥导航作用，而且这种干扰因素一但长期存在，它自身也会形成某种机制而遗传。

所以，遗传机制的干扰因素的多与少、强与弱，是造成天赋差异的根本原因。也可以说：当良好的遗传机制受到干扰因素的影响越弱时，这种遗传机制越能发挥出良好作用，新生儿的天赋也就越高。

3. 关于文化选择

英国皇家学会院士大卫·F.安腾伯尔说："根据达尔文的进化论，人类已经停止进化了……今天生育控制和医疗技术的快速进步，以及生活与生产资料的极大丰富和社会保障与法律的健全，使得几乎任何人都可以生育，并且新生儿的成活率非常高，这就使得本来应该被自然选择淘汰的基因得以继续遗传下去。抛开伦理道德，从纯粹自然的角度来看，自然选择已不再那么重要了。"

在我们看来，这不是人类黑暗前途的开始，因为我们已经进入的进化旅程是文化的，即文化的选择。我们有与自然遗产、基因遗产一样丰富的文化遗产。这个进化过程将是这样的：人类在继承自然遗产、基因遗产精髓的基础上，向着彻底消除遗传机制中的干扰因素的方向进化，所以进化的过程必然是文化的。

当我们弄清以上三个问题时，你自然就明白了天赋的本质、天赋差异的根本原因，人类更应该走向重视人性及家庭文化建设的方向。

在孕前准备期集中一段时间消除遗传机制中的干扰因素，这不仅对自身有莫大的好处，更重要的是可以为将来的孩子排除干扰因素。

大脑的垃圾处理系统可以通过良好的睡眠排除毒素和垃圾，但要想消除遗传机制中的干扰因素，仅靠良好的睡眠是办不到的。

通过大量的实践与观察，我们发现：当人的生命能量内收时（不张扬，不做无谓的耗散，睡眠良好），确实对良好的遗传机制起到了保护作用，削弱甚至隔断了干扰因素的不良影响，反映在农村二胎上的特征充分证明了这一点。书中提到的平时的气场注重外放，而孕前气场则侧重内收，这也是两者最大的区别所在，更是气场在优孕中起到显著效果的原因。

在实践中，我们观察了解了大量遗传素质欠佳的家族，发现其生活方式不健康的程度越重，干扰因素也越重。所以，不健康的生活方式是滋生干扰因素的土壤。因此，践行绿色生活方式能够减少身上的有毒废物，从而消除干扰因素滋生的土壤。

在建立幽默感时，在与外界气场形成共振时，其作用相当于你在为良好的遗传机制提供养分，使遗传机制更强劲清晰。

当你遵循客观规律时，良好的遗传机制就会被激活。当你选择了合适的对象时，良好的遗传机制就会出现叠加效应，并且传导给下一代的也是更清晰的遗传机制。

在优孕的实践中，我们察觉到：当侧重上述中的某项或某几项时，改善遗传的效果并不显著，而将各种要素整合到一个平台上时，才会出现奇效，这个平台就是良好的孕前气场。同时，这个气场也在自动整合着各个要素，这种自动整合的机制很玄妙。

以上就是气场与优孕关系的内在机理。

那么，这个良好的孕前气场的主要特征是什么呢？

简单说就是在生命能量内收、重视自我的基础上，自然展现人性与人道。而不是被动地去迎合他人的利益或社会利益（在这一点上西方文化体系更容易建立起良好的孕前气场）。

一个补充说明：

上述中，我们提到如果干扰因素长期化，也会形成某种机制而遗传，不同人、不同家族所携带的干扰因素是不同的，性质不同，强弱也不同，就需要我们做到在同一个孕前气场平台上，采取不同的方式方法，有的放矢，才能出现奇效。

第五章　把长寿的信号
导入遗传密码

通过上一章，我们已经认识到：努力提升自身气场，并使气场能量处于内收状态，是达到优化遗传密码的途径。

这一章我们要具体讲如何通过自身的改变，使生活方式更加"节能"，更加收紧生命能量。

这样做，不仅会使你本人健康长寿，也会把健康长寿的信号导入遗传密码中，从而使你的下一代获得健康长寿的基础。

要记住：孕前准备的核心是提升你自己。

通过气场的提升，人体释放了巨大的生命能量，避免了这些能量逐渐枯死在受困的气场中。那么将其解放后，我们又该如何利用这些能量，使它们成为久远的生命动力呢？正确的渠道是："节能型"的生活方式。

如果做到了，良好的精气神将伴随你的一生，收获的将是健康和长寿。

●看几组数据

100年前，人类的平均寿命不到50岁。而现在，发达国家的人均寿命已达80多岁。

在阅读接下来的内容前，首先请你想想发生这种变化的原因。

也许你会认为是现代社会物质生活条件比100年前丰富了，医疗技术也提高了。没错，这确实是长寿的原因，但不是根本原因。

有医学专家从细胞分裂的角度来分析人的寿命。认为人体细胞平均分裂50次，每一次分裂的周期是2.4年，从而计算出人应该达到的寿命是120岁。

为什么我们活不到120岁？也许你会想，我们的营养虽然丰富，但饮食并不科学；医疗条件虽然比100年前有了很大的提高，但还是不够完善，所以我们活不到120岁。

如果你这样想，就请你继续往下看。现代社会中，百岁老人其实很多。比如，闻名世界的长寿之乡广西巴马，那里的百岁老人耳不聋、眼不花，有的甚至活到了120岁。世界其他地方的长寿老人也有120岁左右的。他们为什么能活到医学专家所说的"正常"寿命？难道他们有丰富的营养学知识？他们有最完备的医疗手段？显然不是。

无论怎样解释这种长寿现象，我们不能否认是科学的力量使人类的医疗手段提高了、物质营养丰富了、整体生活状态安定了，这才使得人的平均寿命得以提高。

不过，医疗手段始终处在发展变化之中，我们不能被动地等待技术的发展来延长寿命。

在人类历史中，最长寿的人并不是现代人。你再看看下面的数据：

挪威人尤素福160岁，匈牙利的罗文172岁，巴基斯坦人阿福扎180岁，日本的万部194岁，英国的卡尔207岁，中国西藏的李中云252岁。在1965年，阿塞拜疆有位老人，他当时143岁，他的妻子120岁，他的女儿107岁。另据《中国名人大辞典》记载，世界上的长寿冠军是中国男人慧昭和尚，他卒于公元815年，终年290岁。

从这些数据中，我们已经感到，科学技术对长寿的研究才刚刚开始。对于我们每一个人来说，长寿的潜力还是很大的。

每一个人都是独一无二的，都有独特的感悟能力。靠自己创造一个生命奇迹的资格人人平等。如果你做到了，你的长寿机制自然会导入你的遗传密码中。

●长寿的决定性因素

生活中，经常发生这样的事情：两个同岁的人在一起，让你猜他们的年龄，你会感到其中一人散发着更多一些的青春活力，你就会判断此人更年轻些，而你往往会判断错误。

生物学中也有类似的情况。同年同月同日出生的两个人，并不意味着他们具有同样的生物年龄。也就是说，生物学上的实际年龄并不绝对等于所生活过的年份数。

生命的衰老是一个既复杂又正常的不可逆转的生物学过程。你千万不要认为自己的寿命早已被设定。寿命完全可以被人为改变，并且改变的程度非常之大。

寿命的长短虽然受多种因素的影响，但最根本的因素是你的生活方式是否"节能"。打个简单的比方：一部新车，汽油是它行动的能量，如果你经常猛踩油门，不仅费油，同时也损害汽车机体的功能。

人的寿命长，就意味着在整个生命过程中，他的身体健美、精力充沛。虽然我们无法保证一生不出一点儿问题，但完全可以大幅度减少问题、降低问题所造成的负面作用的强度。

我曾在巴马长寿村长时间与百岁老人接触。其中一位110岁的老人说到他的长寿原因时总结道：一是心情愉快，二是吃饭有规律且饭量适中，三是坚持劳动。但经过长时间接触，我发现了一个最突出的特点：他的心态、活动很平稳，即便出现波动，波动的幅度也不大。这也许是"节能型"生活方式的第一要素吧。

●衰老是怎么回事

科学界正在进行关于人体老化规律以及影响人体老化的因素

的研究。随着研究的深入，人类控制自身老化的能力将会逐步提高。

目前关于衰老原因的理论主要有以下几种：

（1）器官理论：人体的一些系统（比如神经系统、免疫系统、消化系统）会随着功能的逐渐衰退而老化。哪一个系统衰弱到严重程度，都会直接威胁生命。

（2）磨损理论：人体各个器官以及肌肉，相当于机器的零部件，在使用的过程中必然会受到磨损，最终报废，所以导致了衰老和死亡。

（3）修复理论：人体中的酶在身体中起着决定性的作用，它可以对身体的细胞进行修复。不过，酶的工作效率会随着年龄的增长而逐渐降低，修复能力会越来越差，身体细胞失去了保护神，最终导致身体的衰老和死亡。

（4）灾难理论：由于老化的个体基因和人体生命物质合成中错误信号不断增多，最终产生的错误信息超过了人体能够修复的能力以及能够承载的极限，于是导致了衰老和死亡。

（5）自由基理论：人体的细胞之所以老化，是由于细胞自身的呼吸作用。细胞在获得能量的同时，也会形成自由基。自由基是一种能够引起人体衰老的氧化剂，它直接影响到细胞的结构以及细胞内所含的蛋白质，甚至对基因也产生影响，从而使细胞受到破坏而丧失功能。

（6）胶原网络化理论：人体中有一种胶原物质，随着年龄的增长，人体的胶原会不断累积，发展成横向的联系网络，最终导致人体衰老。另外，人体中一些大分子（比如遗传物质和蛋白质分子）也同样存在这种胶原物质，正是它们的存在加速了这些细胞分子的死亡。

（7）遗传理论：人体的衰老过程受到遗传因素的控制。

（8）端粒理论：端粒是基因的载体，在染色体的末端。当端粒缩短后的长度小于临界长度时，细胞便停止分裂，进入衰老期。

以上的各种理论都有其道理，人体衰老是一个极其复杂的过程，他们都从一个侧面描述了衰老的过程。

那么，有没有一种理论能比较全面地反映出衰老规律的全貌呢?有！那就是"新陈代谢"理论。这个理论认为，人体内部存在一个生物钟，监控着生命体产生生命—发育成熟—成熟老化的全过程。但这个生物钟的刻度不是小时、天或年，而是按照一定的能量、心率和呼吸次数来运行的。自然界中的任何生命降临时，都带有一定的生命能量。当这些先天带来的生命能量被消耗掉时，生命就开始走向终结。因此，我们要把这些天然的生命能量以最节能的方式利用，这样就能达到寿命最长。生命过程也最健康。也就是说，在人体的内部，生物钟走得越慢、越平稳，人活的时间就越久。所以，每一个人的青春和活力，都掌握在自己的手中。

我们先来观察一下自然界中的生命现象。乌龟、鳄鱼为什么长寿？蜂鸟、老鼠为什么短寿？

我们发现长寿的常常是很"懒惰"、很"安详"的动物，短寿的常常是整日"忙忙碌碌""紧紧张张"的动物。所以，那些"懒惰、安详"的动物是"节能型"的，而"忙忙碌碌、紧紧张张"的动物是"耗能型"的。

那么，是不是我们只要变"懒"就能长寿呢？没那么简单。我们先来看看长寿老人的状态：法国女人让娜·卡尔芒，1997年去世时，享年122岁。她的一生经历了21位总统和3个共和国。90岁时，她还骑着自行车去买菜，110岁时，她还坚持每天做早操，锻炼关节的灵活性。她从不失眠、胃口很好，温度、气候的变化对她身体的影响很小。最令人吃惊的是她那惊人的记忆力，她在110多岁时，还能清晰地回忆起生活中的每一个细节。在119岁时，她接受了一名记者的采访。当记者说希望来年还能看见她时，她马上答道："为什么不能呢？我看你的工作能力不会在明年消失。"

让娜从年轻的时候就喜欢体育运动，喜欢打猎，经常远足、打网球；她还喜欢听歌剧、看戏；她的婚姻也幸福美满，她还有着旺盛的求知欲。我们再看一个让娜的故事：

1965年，让娜90岁时，她将自己的住宅卖给了一位公证人。

付款方式是每月给她2500法郎，一直支付到她离世的那一天。这位公证人本以为占了便宜，可他万万没有想到，在他自己去世的那一天，让娜还是健健康康的。最后只好由公证人的子女继续向这位长寿的老太太每月支付2500法郎。

也许正是她那始终从容不迫的心态，才集合了各种长寿的因素，形成了一个生命奇迹！

所以，人类的"节能"方式是更有效地利用生命能量，而不是像动物那样"懒洋洋"、什么事也不做。

●衰老不可避免，长寿非常容易

从生物学角度讲，在生命的演化发展过程中，机体的"磨损"是必然现象。所以，生命体的老化也就难以避免了。

我们都能感觉到，"磨损"的过程就是衰老的过程。可为什么有些人比别人"磨损"得更快呢？新陈代谢理论认为：人体的变老与能量的消耗存在着某种关系。

比方说：科学地判断汽车、飞机使用寿命的标准不是用年月来衡量，而是用它们表现出来的效益测量。例如，飞机上都有一个电脑系统，这一系统能准确监测飞机的加速度、飞行的高度、消耗的功率等数据，并根据这些数据自动计算出飞机什么时候需要保养，而不是单纯地根据飞行的里程判断。也就是说，同时保养的两架飞机，它们的飞行里程很可能不一样。另一个直观的例子是：一辆在高速路上行驶了10万千米的汽车，与一辆在市区行驶了3万千米的汽车相比，前者的车况很可能会比后者好得多。

其实，人体也类似于汽车，生活的节奏越快、起伏越大，"磨损"也就越大，老化得也就越快。

另外，某种物品能被使用多长时间，往往也由制造这个物品的材料所决定。对于人来说，这些"材料"就是遗传素质。

所以，综合来看，人要活得健康、长寿，主要由两大方面的因素决定：从父母那里继承的遗传素质和本人的"节能型"生活方式。

以从容的心态放慢生活节奏，听从内心深处的声音，你的身心将被重新整合，从而获得一种"节能型"的生活方式。之后，遗传给你的孩子的将是耐用的生命"材料"。

● 如何建立起"节能型"的生活方式

世上每一个人的身体里都蕴藏着长久保持青春活力的潜力。不同的是，有人从父母那里遗传到的信号清晰，有人遗传到的信号模糊。

在我们身体内部，都有一套维持机体健康和保持青春的程序。当我们运行这套"程序"时，也就做了符合生物学要求的事情，自然就能长寿。

我们可以把这个程序称为"活力程序"。它在生命形成初期，就存在于机体中。也是这个活力程序赋予了我们直觉。

不过，现代人由于生活、工作繁杂忙乱，接受潜意识信号的直觉被掩盖住了，静不下心来倾听活力程序发出的各种信号。虽然现代人利用自然的能力有所提高，从而获得了更多有利于机体健康的因素（比如，稳定的营养供应、维持机体的温度等），但失去的却更多。

是的，我们似乎遗忘了该如何重视机体发出的各种信号，更没有把身体和精神的直觉运用在生活中。疲劳时，我们总是不断地喝咖啡或者吸烟；身体某一部位只要疼痛，我们不是通过睡眠和散步使其康复，而是用止痛片解决问题；当我们注意力不能集中、精神倦怠时，有谁会马上意识到，这是身体在请求我们休息呢？

因此，我们能不能长寿，从自己平时生活的感受中就可以做出判断。如果你经常自我感觉良好，那么长寿就不是难事；如果你经常感觉不好，那么长寿对于你来说就变成了奢侈品。

那么，在日常生活中，具体应该怎么做呢？下面，我们从两个最关键的方面来分析。

1. 好睡眠——健康的基础

上苍既然给我们安排了睡眠，那么你就应该对它有"敬重之心"。要知道上苍如此安排的用意：让你的机体得到恢复并重新加满"油"。

我们也会感觉到，充足的睡眠能使我们长时间地处于最佳状态，得到很多好处。在睡眠中，身体的细胞组织能得到更新，使受到磨损的细胞得到治疗和修复，并使新细胞加速生长取代旧细胞，还能够有效地保护我们的免疫系统。总之，睡眠是在为我们第二天有更好的状态做充分的准备，所以请你不要"打扰"它。

要拥有良好的睡眠，首先需要有足够的时间，虽然不同人情况不同，但成年人的睡眠时间应在7~9小时。此外，睡眠质量也很关键，正常的睡眠要经历不同的睡眠阶段，熟睡和做梦是交替进行的。

在熟睡阶段，机体会紧张地进行修复工作，此时大脑处于特别安静的状态；在做梦阶段，大脑处于活跃状态，会时常将脑中的各种信息加工成奇怪的景象。这一点很重要，因为一旦做梦的权利被剥夺，那么睡眠的休息功能也将产生障碍。也就是说，只有熟睡和做梦交替出现的睡眠，才能达到应有的目的。

如果你的睡眠质量存在问题，就会出现以下症状。

入睡困难，而且经常惊醒，不能安稳地一觉睡到天明。

睡得和"死猪"一样，没有梦，但第二天还是精神不佳。

注意力难以集中，有种精神涣散的感觉。

记忆力差，健忘。

情绪容易波动，爱生气。

经常心情郁闷。

身体有慢性疲劳综合征的一些特征。

经常头痛但又查不出原因。

做事的效率降低了。

对生活失去兴趣，感到生活枯燥无味。

创造力降低。

对性生活兴趣不足，如同应付差事。

无论是谁，只要睡眠不佳，寿命就会缩短，使衰老提前。所以，如果出现以上这些问题，千万不要掉以轻心，建议你找一个好医生，并尽量采取绿色疗法，尽快解决睡眠问题。

假如你的睡眠障碍是慢性的，说明你正面临着一场严重的生命危机，解决的主要方法是彻底改变生活方式。

生活方式的改变要注意细节，什么样的生活方式最有利于健康因人而异，但一些细节是需要普遍注意的：

（1）在卧室营造有利于睡眠的环境。比如：减少卧室的电磁辐射源，夜间小便时不要开灯或尽量使用最暗的灯。

（2）饮食中尽量多一些有助于睡眠的食物：奶酪、鸡蛋、牛里脊肉、牛奶、大麦、玉米、稻米、燕麦、菠萝、苹果、柑橘、黄瓜、香蕉、土豆、猕猴桃、大白菜、菠菜、葡萄、洋葱、芦笋、姜、胡萝卜、白萝卜、坚果、西红柿以及有助于睡眠的茶等。

（3）增加活动量，但应避免睡前锻炼及过度兴奋。锻炼期间，心态要从容、平稳。

2. 充足的氧气——优化机体的动力

我们每一次呼吸，都会为机体带入一种非常宝贵的物质——氧气。它是使我们的机体处于最佳状态的原动力。

身体中老化的细胞通常氧气的含量较少，而癌细胞则完全与氧气隔绝。这就说明了氧气在生命体中的重要作用。

氧气通过血液被带到我们身体的各个器官，从而使细胞充满了生命活力，我们感到浑身舒适，整个机体被激活了。但是，在满足机体对氧气的需要时，一定要讲究方法。

现代文明带来了空气污染。当我们吸入被污染的空气时，会感到呼吸道受到了轻微的伤害。空气进入肺部后，往往会在肺部形成我们察觉不到的炎症。炎症导致肺部黏膜增厚，反过来对氧气的摄入形成阻碍。因此，生活在重污染地区的人们，一定要想尽一切办法降低危害的程度。

在生活中，以下事项需要引起我们的注意：

进行体育锻炼时，吸进的空气量比平时多，因此选择的活动地点，一定要空气新鲜。活动时间一般安排在下午5点后为宜。

氧气是靠血液送达全身的，如果我们吃下去的食物中含有大量的氮化物，就会使血红蛋白发生变化，从而丧失输送氧气的能力。所以，要尽量少吃被化肥农药污染的食物。此外，在农业发达的地区，因常年大量使用化肥、农药，地下水往往也会被污染，应设法监测一下饮用水，如果其中氮化物含量高，要及时采取措施。

同时，我们也要采取一些改善体内氧气平衡的措施：

尽可能多地在空气新鲜的场地进行锻炼。每一次锻炼之前，要调整心态并在心中默念："我要进行一次彻底的氧气浴"。在锻炼的过程中，感受一下大量氧气进入我们体内所引起的感觉。这就是"身心合一锻炼法"，这种锻炼法与那些盲目的锻炼、走形式的锻炼相比，其效果不仅是量上的差别，更是质上的提高。

氧分子进入肺部时，会有一部分与血红蛋白相结合，进入肺部的空气温度越低，附着在血红蛋白上的氧分子就会越多。当氧分子跟随血红蛋白进入人体的其他组织时，这些组织越热，氧分子就越容易离开血红蛋白。体育锻炼能起到加热这些组织的作用。所以，冬季锻炼对于身体健康的作用更明显。

另外，要经常做深呼吸，正确的做法是：用鼻子深吸一口气，保持10秒钟，然后慢慢从口中呼出。深呼吸练习有助于完全打开肺部，增强肺部功能。

通过努力，你的机体会很快达到良好的状态。保持下去，你将轻松获得长寿，同时也完成了把长寿信号编入你的遗传密码的使命。

第六章　健脑是长寿的关键

●从两种方法起步

健脑的方法有很多，在下文中会逐步提到。但如果你从这两种方法起步，将收到事半功倍的效果。

1. 用意念清空杂念，把活力输入大脑。也就是人们常说的"超觉静思法"

超觉静思法指的是用和尚打坐的姿势来调理呼吸，做到闭目安神、内视自我、控制感觉，把注意力集中在一点，进入万念皆空的状态。

佛教和武士道都很推崇超觉静思法，其方法也相对复杂。因此我们只从健脑的角度进行阐述，其方法为：以自我意识为中心，调节意念，舒展机体气血，从而达到养脑健脑的目的。

超觉静思法有悠久的历史，现代科学也对其进行了研究。超觉静思的状态会使脑电波稳定、身体的能量消耗减弱、血液中的乳酸盐浓度降低。更有意思的是，超觉静思能激发左脑半球的活力，也直接影响到右脑半球功能的改善。

在超觉静思时，要注意三点：全身放松，调整呼吸，默念箴言。

具体方法就是安安稳稳地坐在一个空气新鲜、环境安静的地方，全身放松下来。姿势类似于和尚打坐，两腿自然弯曲，小腿重叠，两膝分于两侧，上身脊梁要直，颈部放松，下颌稍内收，上肢沿体侧自然下垂。然后进入调整呼吸阶段，双眼微合，腹式呼吸（做到自然缓慢），默念数字，从1一直数到100。这一阶段应持续3分钟以上，直到身心完全放松、杂念完全排除为止。然后进入默念箴言阶段，将双手搭配垂直于胸前，然后默念箴言。箴言的选择要精练，比如："做则成，弃则废""好起来，好起来""健康来了""太幸福了"等等。使自己的身心与箴言融为一体。

超觉静思的实质就是中医气功的"观想"，即对自己头脑中的意识进行自我观察，捕捉意念，清除杂念，使大脑处于一种超然的状态，并用一种"超意识"守住这种状态。

2. 勤于用脑，锻炼大脑机能

经常用脑会使大脑更发达，但是怎样用脑才能达到最好的效果呢？

据统计，科学家是平均寿命最长的人群之一，而那些政府官员、商业人士，他们用脑的频率也不低，为什么其平均寿命不高呢？还有，那些思想较单一的人，他们到了七八十岁时，往往变得很"糊涂"；那些情绪波动大、内心冲突激烈的人，到老时往往更容易变成超级"糊涂虫",这些都是为什么?

那些具有良好用脑习惯的人,他们的脑血管经常处于舒展状态,并且动力十足。这样,才使脑细胞得到良好的营养,大脑的功能才不会过早退化。更重要的是,具有良好用脑习惯的人,其大脑始终处于被开发的状态。

所以,怎样用脑才是最关键的问题。下面是勤于用脑的要点:

(1)放慢生活节奏,给创造力一个施展的空间。"欲速则不达",这是人们常常被提醒的。但这里说的放慢生活节奏,指的是生活的方方面面、所有活动,其节奏都要慢下来,包括吃饭(合理的时间应为20~30分钟)、走路。

(2)恬淡虚无,降低情绪波动的强度。在竞争激烈的现代社会,要做到"恬淡虚无"不是一件容易的事,但我们要努力接近这种境界。当遇到令人生气的事时,我们的想法完全可以"后退两步",使自己看清事情的全貌。那么降低情绪的波动强度也就容易一些。

(3)敬重自己的生命。人人都有自己的特色,都是了不起的地球精灵。我们都知道"半杯水"的道理,从不同角度理解,得到的感受也就不一样。当你把注意力放在"空"的部分时,就会产生遗憾的感觉,当你满足于已经有的半杯水时,心理状态就大不一样了。要坚信你永远是这个世界上独一无二的。尊重自己，把"不如人"的思想送进历史的垃圾堆，这会彻底改变你的人生态度。

（4）相信自己的潜力无限大，在今后的日子里，这些潜力会被慢慢开发出来，到年老时，一定会沉淀出超强的生命活力。这就像银行存款的"零存整取"，坚持做下去，一定会收获一大笔"钱"。

在日常生活中，尝试着把做每一件需要做的事变成一个愉快的过程。哪怕你只是在做简单的家务，也要想到：我要把家的环境变得更温馨，我的妻子（丈夫）看到后一定会高兴，我怎样做效率会更高，是不是把窗户打开就能增加一个更有利于健康的条件，是不是听着音乐心情会更愉快等等。总之，要把做家务变成一件幸福的事，一件有利于调动创造力的事。

（5）冲破原有思想机制的控制。人们常说："江山易改，本性难移。"为什么会这样？

年轻人都有提高自己、改掉不良习惯的愿望。但往往效果不佳，或者是以失败告终，比如戒烟。人在精神放松时，原有的思想机制马上就进入工作状态，使自己的意识滑向固有的一种轻松状态，导致一些不良习惯很难改掉。所以，要提高自己、改掉坏习惯，就必须建立起一个新的思想机制，将来，当你再放松时，就会自动回到这个良好的机制中。要做到这些，你在开始的时候就应该加大力度，冲破原有的思想机制的控制。

●微笑和幽默健脑

有人说微笑五分钟等于进行了45分钟的有氧运动。单就微笑的健脑功能来说，这种说法很合理，甚至高于45分钟有氧运动的健脑效果。

微笑中的"微"字至关重要，是健脑效果发挥到极致的前提条件。"微"字表现的是活力内收、流露但不全露的状态。

身心本是统一体，当你微笑时，身体中将有400块肌肉被启动。机体组织的供氧量也开始稳步提高，肺部也得到了舒展。其综合效果是：你的免疫力被滋养。

微笑的最大好处是使大脑开始进入最节能的状态，并修复着大脑被磨损的部位。长此以往，这种良好的效果会通过身体表现出来——年轻的外表。

另外，微笑还会改善人际关系，提高自己所处的环境气场的品质。这种外部气场的改善，又反过来作用于大脑，形成良性互动，因此，微笑是最简便、效率最高的健脑方法之一。

我们生活在社会中，难免遇到尴尬和困局。大脑会对此做出相应的反应，这种反应往往是不利于大脑健康的，而幽默恰恰是解决困局的好帮手。

幽默和微笑是孪生兄弟，两者之间的关联度很高。它们的合力会对我们的身心产生重大影响。正因为如此，社会上出现了以微笑和幽默为手段的缓解身心压力的方法。

那么，幽默的内涵是什么？我们应该怎样去理解它、运用它呢？下面我将带你进入幽默的走廊。

● 幽默走廊

其实，幽默感是人类心灵的一种神秘现象。幽默大师孙绍振曾说过："幽默不是科学理论，你不能指望它帮助你解决发明创造的难题；它也不是一种操作能力，你不可能依靠它提高企业的产品质量；你工资入不敷出，它不能变成钞票；你考试成绩下降，它不能变成分数。它的特点就是既不科学，也不实用。在人生纷至沓来的困惑中，它会帮助你化被动为主动，以轻松的微笑代替沉重的叹息；当你在严重的沮丧中不能自拔时，它会给你心灵的翅膀，让你的精神得以超越。"

这种神奇的力量，恰好是我们大脑保健的强大动力。虽说"理儿不歪，笑不来"是幽默的特点，但是这个歪理，该怎么个歪法，才是幽默的精髓？下面带你在幽默的长廊中观赏一番，希望唤醒你先天就具有的幽默感，并尝试着运用到你的日常生活中，从而达到锻炼大脑的目的。

幽默走廊第一站：当你陷入困境时，用机智巧辩法。

清代大学者纪晓岚，学问很大，同时又是一个幽默感很强的人。传说他夏天乘凉，脱了个赤膊，不料乾隆皇帝突然来了，他来不及回避就躲到床下去了，过了好久，以为皇帝走了，便问书童："老头子走了没有？"不料乾隆皇帝并没有走，便要求他解释"老头子"是什么意思。

纪晓岚面临这种严峻局面并没有惊慌失措，更没有失去思考的能力，相反，他调动了全部的智慧对"老头子"三个字做了巧妙的解释，他从容地说："万岁为'老'，人上为'头'，'子'乃圣贤之尊称。"乾隆听了大笑，纪晓岚就这样摆脱了困境。其实他用"老头子"称呼皇帝，在当时是大为不敬的，可是经他这样机智地巧辩一番，就变成了尊崇的意思。很有文化修养的乾隆皇帝未尝不知他这是即兴胡诌，但因为欣赏他的机智，以及处变不惊的态度，就放过了他。也可以说，这一次纪晓岚全凭机智的幽默而免于杀身之祸。

从这个故事中，相信你会有所感悟。

幽默走廊第二站：脸上越是露出笑容，幽默的效果就越低；越是做出对笑料没有感觉的样子就越成功。

因为幽默既不是一种单纯的情感，也不是单纯的智慧，它是一种复合的东西。其中包含着荒诞与机智、同情与隔膜之间的对比或反差，一边讲，一边笑，就减少了这种反差。明明很可笑，讲故事的人却显出很笨拙、很迟钝的样子，无疑就增加了反差，自然也就增强了幽默的功能。

当幽默受到不公正的评价时，有人往往沉不住气。不是自作聪明地笑起来，就是自以为是地发火。而这一笑，一火，幽默感就无影无踪了。

把聪明放在脸上只能破坏幽默，而把傻相放在脸上却能强化幽默。《玉堂丛语》中有这样一段故事：

一个曾经做过太史的人叫陈嗣初，他闲居在家，一日来了一个客人，自称是宋代诗人林和靖的后代，他带来了自己的诗作当见面礼。陈嗣初是一个很有学问的人，他马上就知道来者是冒牌货。他不动声色，只是到室内拿了一本书给来者看，这本书就是《林和靖传》。当来客看到书中所写"终生没有娶妻，没有儿子"时，读不下去了。陈嗣初这时显露出扬扬得意的神态，忍不住大笑起来，但还是感到不过瘾，吟诗道："和靖先生不娶妻，如何后代有孙儿，想君必是闲花草，未必孤山梅树枝。"弄得这个冒牌货狼狈不堪地溜之大吉了。陈嗣初虽然显露了他的才气，可是却破坏了很别致的幽默感。

通常，幽默的最大功能是减轻心理压力，防止或消除紧张的人际关系，提高自己的精神状态。但陈嗣初破坏了这一切。

幽默走廊第三站：假痴假呆有利于幽默感的产生，真痴真呆也能产生幽默；关键在于让对方能够体会到。

幽默者不可以把智慧放在脸上，而应把它藏起来。智慧越是直接表现出来，就越显得缺少幽默感。所以，不动声色地做出一副傻相，首先有利于自我调侃，与对方心照不宣地共享心领神会的乐趣。其次可以弱化攻击的锋芒，照顾到他人的感受。举几个例子：

《笑笑录》中有一个"痴人说梦"的故事：有个书呆子一天早上起来，问家中侍女说："你昨天晚上梦见我了吗？"侍女答道："没有。"书呆子大为光火："我在梦中分明见到了你，你还抵赖？"他还跑到母亲那里告状说："侍女该打，我昨晚明明梦见她，她就是死不承认见到我，真是岂有此理！"

冯梦龙的《笑府》中有一则故事：一个人初学剃头，每刀伤一处，则以一手指掩盖之，后来刀伤越来越多，不胜其烦，就感叹起来："原来剃头这么难，须得千手观音才好。"

石成金的《笑得好》初集有一个贪财的故事：有一个财主储藏大米数仓，遇着荒年，农民出加二的重利来借他都嫌少不借。有人给他献计："将大米煮成粥借给穷人，如年景好，到期每桶还好饭两桶。逢到好年成，你的子女又多，近处你可以去讨饭，远处你子孙去讨。"

幽默走廊第四站：用幽默的语调讲蠢话，反而显得聪明有趣。

第一次与陌生人交谈，双方免不了会有一时的拘谨，甚至尴尬。如果对方年龄比你小、社会阅历比你少，这时你就有责任帮助他消除这种没有必要的紧张。常用的办法就是开一个无伤大雅的玩笑，来缓解你与他的距离感。比如说，对方一开始就紧张得手足无措，只能回答问题，而不能主动提出问题，你应该有礼貌地故作不知。这样可以照顾到对方的自尊心，接着你就可以用幽默的语调说："干吗这样，我一问你一答，这里又不是口试考场。"或者"刚才忘了买一块手帕，不好意思！要不然，现在就可以借给你擦汗了。"

看看喜剧大师卓别林的一段故事：在一次聚会上，卓别林要来一个苍蝇拍，追打一只在他头上乱飞的苍蝇，打了好几下也没打着。不一会儿，苍蝇停在了他面前，卓别林举起苍蝇拍，正要给它致命的一击，却忽然停住了手。他仔细看了一会儿，把苍蝇拍放下了。人们问他为什么不打，他耸了耸肩膀说："这不是刚才缠着我的那一只。"

幽默走廊第五站：当朋友一家来访，他们的孩子穿着鞋跳到你的床上，你该怎么办？

幽默的大忌是故意对抗。即使你不能改变你的攻击性，幽默感仍可以帮助你弱化攻击锋芒。

作家冯骥才访问美国时，当地一个很要好的朋友全家来访，双方相谈甚欢时，突然冯骥才发现他们的孩子穿着鞋跳到了他那洁白的床上。这是令人非常不愉快的事，恰恰孩子的父母没有发现，冯骥才任何不满的言辞，都可能导致双方的尴尬，这时弱化攻击性和让孩子从床上下来同样重要。幽默感帮了冯骥才的大忙。他非常轻松愉快地对孩子的父母说："请把孩子带到地球上来吧。"宾主双方会心一笑，问题圆满解决了。在语言的运用上，冯骥才只玩了个大词小用的花样，把"地板"换成了"地球"，整个意义就大不相同了。

另一则：马克·吐温收到一封初学写作者的来信。信中说："听说鱼骨里含有大量的磷，而磷是补脑的;那么，要成为大作家，是不是要吃很多鱼啊？"马克·吐温的回答只有一句："看来，你必须吃一对鲸鱼才行。"本来问出这样的问题，就说明他不是当作家的料，可马克·吐温把回答的锋芒弱化了。

任何人都可能遇到受辱的窘境，有幽默感的人不会用以牙还牙的办法还击，这时就是考验幽默感的时候了。

有一次，爱尔兰著名剧作家萧伯纳接到一封信："您是我最敬佩的作家，为了表示敬意，我打算用您的名字来命名别人送我的一条小狗，不知道您是否同意。"萧伯纳回复道："亲爱的，读了来信颇感有趣，我赞成你的打算，但你必须和你的小狗商量一下，看它是否同意。"

在《中国人的软幽默》中有这样一段："幽默是民族修养的表现，往往润饰并调解着人际关系，比如在公共场合，在汽车上，一个人踩了另一个人的脚却毫无反应。被踩的这个人就会以幽默的语言表示意见，说声：'对不起，是我的脚放得不是地方。'对方拘于面子，自然会向他道歉。"

幽默走廊第六站：夫妻在争吵以后，会留下一些"典故"，很容易变成日后有共识的幽默。

幽默是一种宽容大度的表现，幽默的人能更好地管理自己的情绪。把不管怎样激愤的语言夸张到更加荒诞的程度，以此来缓和激动的情绪。

有一对夫妻吵得很凶，吵到后来丈夫觉得不该和妻子吵架，就把妻子拉到窗前，他们看到外面两匹马正把一车干草往山上拉。"为什么我们不能一起把人生的重担拉向山顶？"丈夫说。妻子余怒未消："因为我们两个之间有一头驴子。"

如果此时丈夫感到挫败，就意味着幽默感消失了。真正幽默的丈夫，不仅应该看到这时妻子余怒未消，更应感觉到妻子已经进入想象的状态，这正是有可能转化她的心情的时机，聪明的丈夫应抓住这个机会。丈夫可以说："驴子有一个特点你知道吗？那就是一旦发起火来就永远不会认输。"

也许妻子能宽容这种隐含的攻击性，破涕为笑，风暴就过去了。也许妻子不愿宽容，这时聪明的丈夫最好来点儿自我调侃，例如："你看得出，哪一头是驴子吗？""我看是那头正在喘气、可怜巴巴的，因为它是一头怕老婆的驴。"这种自我调侃最安全并且最稳妥。

幽默走廊第七站：故弄玄虚的奥妙是利用对方的心理预期出奇制胜。

幽默在开始时都有一个悬念，然后有个对转，最后有个发现。也就是说，幽默不是直接地告知，而是间接地发现。例如：

法国诗人拉封丹习惯在早上吃一个土豆。有一天，他把土豆放在壁炉上烤，但是一转眼就不翼而飞了。于是他大叫："我的上帝，谁把我的土豆吃了？"他的用人匆匆走过来说："不是我。"

"那就太好了。"

"先生为什么这样说？"

"因为我在土豆上放了砒霜，是用来毒老鼠的。"

"啊，上帝！我中毒了。"

拉封丹笑了，"放心吧，我只不过是想让你说出实话。"

这里拉封丹用的正是故弄玄虚的方法。假如他说"别犯傻了，我骗你上当呢"，这就只能说明他有智慧，不能说他有情趣。

看另一则：一位画家给求画者看一张白纸，说："先生，在这张画里，你可以看到一头牛，它正在吃草。"求画者问："草在哪儿？"画家说："哦，被牛吃光了。"求画者又问："那牛呢？"画家答："那还用问吗！既然草已经被吃光了，它还待在那里干吗？"

所以，幽默的人讲歪理要讲得巧妙，不能给人突兀的感觉。比如，纸上没有草，如果画家硬说有就武断了，他说被牛吃了，就解释了没有草的原因。但要认真起来，也说不通，因为画中的牛怎么会吃草呢？如果你拘泥于这一点"真理"，你就幽默不起来了。所以，幽默之妙就妙在"真理"与歪理之间。

幽默走廊第八站：硬幽默的妙。

在原则性问题的对抗中，能寸步不让，又能带上幽默的色彩，这种幽默属于硬幽默。

有一次，歌德在公园里散步，在一条狭窄得只能容一个人通过的小道上，遇到了一位曾经尖锐地驳斥过他的批评家。

批评家傲慢无礼地说："我从来不给蠢货让路。"歌德笑着退到路旁，说："我却正好相反。"

在行动上，歌德好像很软弱地屈服了，但在原则上，他却针锋相对，毫不含糊地表示对方才是蠢货。这就是中国人所说的绵里藏针。

再看两则收敛锋芒的硬幽默：

一个画家去拜访德国著名的画家阿道夫·门采尔，向他诉苦："我真不明白，为什么我画一幅画用一天的工夫，可是卖出去却要一年？"

门采尔认真地说："请倒过来试试吧，亲爱的！如果你花一年工夫去画它，那么只用一天工夫准能卖掉。"

一位打扮时髦的贵妇人，来拜访一位作家。她想知道什么是开始写作的最好方法。

"从左到右。"作家答道。

绝对硬性的幽默是没有的，因为幽默之所以成为幽默就是因为它是软的、含蓄的、轻快的。

幽默走廊第九站：概念被偷换得越离谱，概念之间的差距掩盖得越隐秘，幽默的效果越强。

有这样一段对话：

老师："今天我们来学习减法。比方说你哥哥有五个苹果，你从他那拿走三个，结果是？"孩子："结果他肯定会揍我一顿。"对数学来说这完全是愚蠢的，因为老师讲的是数量关系的范畴，可是孩子却把它变成了人际关系。

再如：

编辑："你的稿子我看过了，总的来说艺术上不够成熟，幼稚些。"这时作者与其赌气或谦虚一下，不如偷换一下概念，把自己从困境中解脱出来："那就把它当作儿童文学吧。"

幽默走廊第十站：制造错觉，把对方引入概念的陷阱。

为了使其失落，必先让他期待。如："谁喜欢音乐，向前三步走。"长官发出口令，六名战士走出了队伍。"很好，请你们把这架钢琴抬到五楼去。"

再如：罗斯福在任美国总统之前，在海军部队里担任过重要职务。一天，朋友问他在一个小岛上建立潜艇基地的秘密计划，罗斯福认真地看了看四周，压低声音说："你能保守秘密吗？""当然。"朋友答道。罗斯福笑着说："我也能。"

罗斯福利用"保守秘密"的不同指向，起初给朋友制造了一个错觉，当朋友上钩以后，"保守秘密"就变成了罗斯福拒绝回答的理由。

幽默走廊第十一站：使语言的意义发生暂时的变迁。

我国古代有一个幽默故事。说的是姓朱的财主，很想表现得文雅一点，他对新来的小猪倌儿说："记住我家的规矩，不准你说话时带'朱'音，就叫自家老爷好了。平时说话更要文雅一些，比如：吃饭要说用餐，睡觉要说就寝，生病要说患疾，病好了要说康复，死了要说逝世，砍头要说处决……"

第二天，一头猪得了瘟病，小猪倌儿慢悠悠地对财主说："有个自家老爷患疾了，叫它用餐它不用餐，叫它就寝它不就寝，恐怕难以康复了，不如把它处决了吧！"

姓朱的财主气得说不出话来。

小猪倌儿见状，连忙说："要不想处决，就让自家老爷逝世也好。"

在《时兴笑话》中也有一个经典故事：一猴死见阎王，要求转世为人。阎王说："要做人，得把你身上的毛拔光才成。"于是就叫夜叉去拔，刚下手，猴子连声叫痛，阎王说："你一毛不拔，也要做人？"

幽默走廊第十二站：从自相矛盾中产生幽默。

一对新婚夫妻吵架，妻子终于忍不住哭了起来："我要跟你离婚，我要去收拾东西，我要离开这里去我父母家住。"

"很好，我亲爱的，车费在这里。"丈夫说。妻子接过钱数起来，突然说道："我回来的路费怎么办？"

再看我国古代的一则：一个男人被妻子殴打，无奈钻入床下。其妻喝令："出来！"男人说："大丈夫说不出去就不出去。"

其实在现实生活中，夫妻如果没有根本性的矛盾，用自相矛盾的幽默语言来摆脱一时的争吵，对大脑也是一个很好的锻炼，对夫妻关系也是一种高质量的滋润。

幽默走廊第十三站：找出不是原因的原因就是幽默。

说脸色红润是由于身体健康、营养丰富，不幽默；说脸色黝黑是由于过多的暴晒，也不幽默。而说脸色红润是由于吃多了西红柿，脸色黝黑是由于吃多了乌贼，这才幽默。

一位曾经做过宰相的人，退休归家，忽染重病，他对身边的人说："不知道死后，那里的日子好不好过。"在场的一位先生说："死后很好。"宰相问："你怎么知道？"这位先生有板有眼地说道："如果死后不好，那些死去的人都会跑回来，但古往今来没有一个人往回跑，说明那里一定很好。"

幽默走廊第十四站：要把美国议员与驴子等同起来并不容易。

美国独立初期法律规定要有三十美元才能当上议员，这实际上是把当时还很穷的黑人排除在外。显然这条法律是不公平的。

当时的进步政治家、科学家富兰克林就反对把有钱当作竞选议员的条件。他说："要想当上议员，就得拥有三十美元，那是不是可以这样说，我有一头驴，它值三十美元，那么我就可以被选为议员了？一年后，我的驴死了，我的议员就不能当下去了？请问，这究竟谁是议员呢？是我，还是驴？"

类似的幽默还有：语文教师出了一个作文题目叫《放学路上》，结果绝大多数作文故事雷同。如果教师正面讲评，很难做到有趣，也难以使学生心悦诚服地和教师产生共鸣。

教师可以这样说：三分之一写捡到钱包交给警察，三分之一写在公共汽车上给孕妇让座，三分之一写扶老人过马路。别的不说，光说捡钱包，我活了这么大年纪，上下班走了这么多年，都没有你们那样的好运气，我怎么一次也捡不到啊！

幽默走廊第十五站：将错就错，产生幽默。

一位小姐与一位先生聊天，小姐认为世界上最锋利的是这位先生的胡子，先生不解。小姐说："你的脸皮已经够厚了，但你的胡子居然还能破皮而出。"先生笑嘻嘻地反问小姐："你知道吗？你为什么不长胡子？那是因为你的脸皮更厚，连最锋利的胡子都无法钻破。"

……

走廊太长，就把后面的风光留给你们自己去探索吧！希望你们能在这"五A级景区"安家落户，使你们的生活充满幽默，大脑机能得到提升，身心潜能被开发，从而促进遗传密码的优化。

●芳香健脑

人是自然之子，自然界中的气味刺激，会影响到我们的神经系统，甚至影响到我们的思想意识。具有芳香气味的天然植物，是促使大脑健康有活力的一个良好因素。在孕前准备期，我们不仅应该充分利用这些资源，而且要进行巧妙的设计，使之发挥最佳效果。

社会上流行的"香薰疗法"是一种纯天然的绿色健体方法，虽然源自欧美国家，但其实它在中医著述中早已有记载。例如早在《黄帝内经》中就有了大量论述，晋代的《肘后备急方》中记载了使用芳香植物进行"熏脐"的方法。后来的唐、宋、元、明、清各代的医学书籍中，也有大量的相关记载。

各国使用的香料不尽相同，种类繁多。我国常用的也不计其数，例如：檀香、甘菊、薰衣草、天竺葵、玫瑰等等。

现在从网上查找利用香薰疗法调理身体的方法，诸如消除疲劳、调理经血、利于睡眠等是很容易的，在这里就不列举了。那么在孕前准备期，怎样利用这一有利因素进行巧妙的设计来达到健脑的目的呢？

最简便、最高效的方法就是进行房间香料布局。方法如下：

（1）芳香植物的选择：必须是有利于身心健康的天然植

物；必须是你喜欢的气味类型；必须同时有你们当地的和外地的两三种芳香植物。

（2）房间香料布局：卧室摆放你们当地的芳香植物；客厅等地方摆放外地的芳香植物。这样，大脑既能受到两种以上不同香气的刺激，又避免了香气的混杂，从而有利于神经系统的活跃，促进大脑的健康。

●按摩健脑

在利用按摩这一物理疗法时，请注意以下原则：

按摩前先要身心放松，千万不要随时开始；按摩轻重以自我感觉为准，一般来说，头部要轻，四肢及腰背部稍重；按摩可以做全套，也可以选几个部位。一般早晨起来按摩头部和面部，晚上休息前按摩全身。

按摩方法：

（1）干洗脸：两手掌心搓热，像洗脸那样做几次。先顺时针，后逆时针，直到脸部发热。

（2）梳抓头：两手五指分开放在头的两侧，像梳头那样从前向后、从外向内慢慢梳抓头发。

（3）揉太阳穴：两手拇指分别放在两侧太阳穴上，先顺时针、后逆时针，反复按摩。

（4）揉擦眼眶：两手拇指放在两侧太阳穴上，食指放于眼眶上，由内向外、先上后下，反复揉擦眼眶。

（5）揉擦鼻根：两手食指放在鼻根两侧，上下反复揉擦。

（6）揉风池穴：两手拇指放在脑后风池穴处，其余四指自然分开放在头的两侧，反复按揉。

（7）擦颈项：两手掌心搓热，放在颈后来回揉擦，直至颈部发热。

（8）揉捏肩：手放在对侧肩上，拇指在前，其余四指在后，反复揉捏、提拿肩部肌肉，交替进行。

（9）按揉腹部：两手重叠放于腹部，反复按揉，范围由小变大，先顺时针，后逆时针。

（10）捶打腰：两手分别由上而下反复搓揉腰部后，变掌为拳，反复捶打。

（11）捏小腿：一条小腿放在对侧大腿上，两手拇指向内，其余四指在外，反复揉捏，两小腿交替进行。

（12）揉捏足底：一条小腿放在对侧大腿上，一手托住足跟，一手反复揉捏足底，两足交替进行。

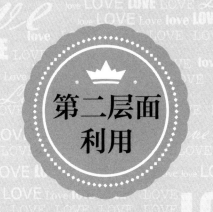

第二层面
利用

经过了长时间的静心准备，提升了夫妻双方的身心，建立起了有利于优生的气场，遗传密码得到了优化。另一个层面的问题就是如何更好地运用各种有利因素，把已经优化的遗传密码更好、更完整地传导给下一代。这是关乎优生成败的问题。一定要结合自己的情况，继续以良好的心态设计出适合自己的最佳方案。

第一章　把握受孕时机

●太阳活动与人类优生

我们的传统文化中虽然有糟粕，但也有引领世界的精华。比如"天人合一"的思想。人是自然的产物，尊重自然规律乃是立命之本。

"万物生长靠太阳"是很朴素的道理。也说明太阳的变化会对人类产生影响，特别是在孕育生命的过程中。其中太阳黑子的活动是一个主要因素。

太阳黑子活动是有规律的，每11年是一个活动周期，活动力度从很微弱开始，逐渐增强，当到达峰值时，再开始慢慢减弱，直到恢复到微弱状态。在一个活动周期中，随着太阳黑子的增多，太阳耀斑开始显现，耀斑爆发时，会抛射出大量的高能粒子和射线。地球磁场便会受到冲击。虽然我们的身体对此没有明显的感受，但受到的影响是在不知不觉中进行的。

人体中的各种细胞所受的影响程度是不同的。生殖细胞受到的影响远远大于其他细胞，胚胎阶段远远大于出生后的阶段。其中精子发育过程中的精原细胞阶段和受孕后40天内，所受的影响最大。要想发育良好就需要一个相对稳定的磁场环境。

我国学者胡玉梅的研究结论是：在受孕前后，受到太阳高能辐射的机会越多，出生的孩子具有高智商的概率就越小。世界上不同时期的著名人士，其出生年份呈规律性分布，出现了"扎堆"现象。据统计，自1600年以来，著名人士的诞生出现了18个高峰期，其间隔为22.7年，正好是太阳活动周期的倍数。例如，1825年是太阳活动的平稳年，拉萨尔等著名人物诞生了。

图示：

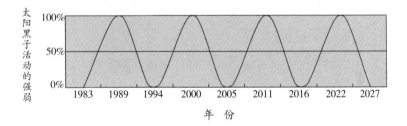

●季节与优生

无论要做好哪种事业，我们都讲究"天时地利人和"，也就是说成功是由多种因素共同作用的结果，优生也一样。季节是优生的另一个制约因素。

有人统计了《大英百科全书》中的10832名知名人士，根据他们的生日，计算出他们在母体中形成胎儿的第二个月至第四个月的时间，发现了一个有趣的现象：当时气温呈现的特点都是非炎热、非严寒、昼夜气温变化比炎热的夏天稍大，气温相对低。

原来，这一时期胎儿的脑细胞发育对外界因素的反应敏感。总体气温宜人，同时又有适度低温、温差的刺激，是脑细胞第一个发育高峰期的有利因素，为将来发达的大脑奠定了一个良好基础。

随着脑细胞发育得越来越成熟，就需要更明显一点的变化带来的刺激。就像人的经历越丰富思想就越活跃一样。当然，前提也要适度。

据《参考消息》2013年3月12日第7版报道：人类的精子总体上在冬季和春季最为健康。从晚春起，精子的质量开始逐步下降。世界卫生组织对正常精子数量定义的标准是每毫升精液含有1600万个以上的精子。精子数量正常的人在冬季每毫升精液能达到7000万个精子。其中5%的精子具有极强的活性。到了夏季每毫升精液所含的精子数是6800万个，有3%的精子活性很强。对于精子数量不正常的男性，就没有这样的规律。他们的精子活性在秋季表现得稍稍好些，而精子的正常率表现好又出现在春季。所以，那些精子量少的人，应该尽量选择在秋季或春季受孕。

在我们这个星球上，伟大的思想家、科学家、伦理学家、艺术家等著名人士，其分布的地域主要集中在北纬30°～60°之间。这一区域四季相对分明的气候特点不能不说是一个重要原因。另外，这一区域内多数地区自然资源丰富，食物品种多样，有利于人类生存发展。而北纬60°以上的地区其食物只是单一的肉食。

看看炎热的非洲，在历史上出现的影响人类发展进程的伟大人物就少得多。1988年，美国学者R．J．莱温在美国较炎热的南部调查发现，男子在夏季时精子总数比在春季时平均减少14.5％，活力好的精子减少16.5％。但是在空调房里工作的男性，精子数并没有减少。

随着改造生存环境能力的提高，人类可以通过改造自己的微环境，扬长避短，巧妙地利用客观规律来达到优生的目的。

●受孕日与优生

女子排卵是受孕的前提条件。女子月经周期虽然与月亮的运行周期不同步，但如果卵子的成熟期在农历初八至二十三这一期间，卵子发育会更好。因为卵子此时从外界接收到的是良好信息。这一现象也符合"天人合一"的说法。

古人在这一方面也有论述。《妇人大全良方》中说："若欲求子，交感之时，必天日晴朗，神思清爽，气血谐和……否则不可得也。"在《千金要方》中其观点是：逢大风大雨、大冷大热，日蚀月蚀同房，孕育后所生子即使不痴呆聋哑，也常肢体不全。

古人受当时科学发展水平的限制，在其论述中免不了存在偏差，但其思想脉络是正确的。也就是在交合求子时，把更多更好的信号传导给卵子和精子，来优化遗传密码。而在受孕时有一个安静、清洁、舒适的环境是符合现代优生学观点的。

赵德志教授曾做过这样的统计，在每月农历十五前后受孕的402名妇女中，孩子出生时，各项生理指标都正常的有385名，占总数的96%，而在每月农历三十和初一受孕的101名妇女中，孩子出生时的各项生理指标都正常的只有48名，不足总数的48%。

所以，受孕日的选择也是优生的一个因素，要和其他因素综合考虑。

●受孕时与优生

古人在《洞玄子》一书中说："半夜得子为上寿，半夜前得子为中寿，夜半后得子为下寿。"我国古代人认为，房事要在夜间进行，因为房事要消耗体力和精气，上半夜进行后可以得到充分的休息。但不宜白天进行，因为白天喧闹嘈杂，无法安神静心交合。反对下半夜行房，因为子时天地闭塞，易伤阴精。

对于古人的这些说法，我们要从现代优生学的角度去审视，取其精华，去其糟粕。

一方面卵子存在老化的问题，所以要在排卵后6小时内受孕，争取在排卵后的2~3小时完成受精。另一方面要选择一天中身心状态最佳时进行。引领我们一天中身心状态起伏的是生物钟，一般人在早上九点和晚上九点左右，精神活力提高，思路清晰敏捷。以上两个因素的结合是我们追求的目标。这里需要说明的是，那些性格内向的人，一天中最好的状态出现得稍晚些，大约在早10点和晚10点。这又一次提醒我们，优生一定要结合自身的具体情况，才能达到应有的效果。

●气候环境与优生

我们发现绝大多数的杰出人物出生在北纬30°～60°之间的地区。为什么会是这样？

原来，这些地区的主要特征是四季分明、食物种类丰富。四季分明意味着一年当中气温变化明显，这对激活人体细胞活力是个很好的因素，再加上种类丰富的食物，保障了人群的身体健康。而健康的人群又为文明的传播奠定了良好的基础。文明的传播又促进了遗传密码的代代优化。在此基础上，如果再偶遇其他利于优生的因素，大量具有极佳先天素质的人就诞生了。这些具有极佳先天素质的人一旦有外界因素的诱发（比如重大的社会变革或良好的教育环境等），隐性的先天素质就会显现出来，使他们成为杰出人物。

气温的明显变化对激活细胞活力大有好处，但需要我们在激活细胞活力和避免因过冷或过热对细胞（特别是生殖细胞）产生伤害之间找到平衡点，使我们的身体更有利于优生。如果在受孕前三个月内丈夫长时间处于寒冷的环境中，这对男性胎儿的不利影响就要远大于女性胎儿；如果夫妻长时间处于较高温度的环境中，则对女性胎儿的不利影响要更大一些。

所以，生活在四季分明的地区的夫妇要充分利用好气温变化在优生中的作用。

●确定排卵时间的方法

年轻女性一定要养成记录自己月经周期的习惯，列一个表格，记录每一次月经来潮的时间、状况。这样做不仅能随时掌握自身的健康状况，也为准确计算排卵时间准备了第一手材料。

1. 阿基诺法

阿基诺法是由日本医生荻野久作以及布拉格大学教授海尔曼·克那乌斯分别提出的。两人都曾做过如下解释：排卵是在下一次月经开始之日前15天发生的，即排卵当日到下一次月经来潮这段时间是固定不变的——14天。下面用实例来说明如何计算：

实例1：某女士近一年的月经记录是最短月经周期25天，最长周期30天。那么，25-14＝11天；30-14＝16天，该女士的排卵日的范围是每次月经周期的第11~16天。

实例2：某女士月经周期恒定，都是29天。那么她的排卵日是第15天的可能性最大。

2. 察看分泌物法

这里所说的分泌物指的是宫颈黏液，它与雌激素和排卵是一种联动关系。卵子发育到一定程度以及雌激素水平上升时，这种分泌物的量也不断增加，并变得稀薄，显现出乳状。随着激素水平的升高，它又渐渐变得清澈并具有延展性。当激素水平达到峰值时，分泌物的延展性也达到最高，能拉出微微发亮的黏液丝。

月经结束后三四天内，阴道是干燥状态。此后阴道开始出现潮湿感并有少量黏液。但黏液是不透明的，呈淡黄色。这种情况持续大约三四天。然后，黏液变得透明，像蛋清一般，可以拉长至4厘米以上。这一状态会持续三天以上，到最后一天，黏液最多，这一天叫峰值日。排卵就在峰值日或随后的一天。

3. 基本体温法

人在健康状态休息时的体温就是基本体温。排卵后的体温比基本体温高出大约0.4℃。

要想测得准确的基本体温，请在清晨醒来时（不要进行任何活动）测量并进行记录。温度计需放在口腔内。

把几个月测得的数据绘制成一张基本体温曲线图备用。通过分析曲线的变化，再结合分泌物的变化，就能准确判断排卵日。

在排卵后的日子里，基本体温的变化预示着你可能怀孕了。从受精这一天起，如果基本体温升高持续三个礼拜，就可以判断怀孕了。

有的女性基本体温上升缓慢，分析其基本体温曲线判断排卵日有一定的困难，可结合其他方法。

4. B超监测法

B超是一种最准确的监测方法，能准确判断卵泡的大小和成熟程度，对卵细胞也没有损害。

如果根据前3种方法判断出了排卵日，那么你可以在排卵日的前一天进行B超检查，可以确定在哪个时间进行交合。

●利用生物三节律实现优生

影响优生的因素很多，各种因素相互交织、错综复杂。当我们权衡了其他因素以后，利用好生物三节律将对优生起到良好的作用。

大到宇宙、地球，小到每一个生命体，都在按照各自固有的规律运行着。我们的生命体三大要素（体力、情绪、智力）也在发生着周期性变化，并且各自的变化都具有准确的时间间隔。

在日常生活中，我们时常出现不同的感受。比如某段时间状态很不好，某段时间又会体力充沛、协调能力强、心情愉快、记忆力强、思维活跃。其实人从出生的那一刻起，直到生命的终点，他的体力、情绪、智力都始终遵循着一个规律：由强到弱，再由弱到强的循环变化。

人出生的那一天就是其周期的第一天。然后逐渐进入高潮期，到第12天为体力的临界日，从第13天开始直到第22天则逐渐进入低潮期，第23天又是一个临界日，然后就会开始一个新周期。也就是说一个体力周期要用23天的时间来完成。同时，情绪周期是28天，智力周期是33天（具体情况可参见前文内容）。

在不同时期，身心的这种变化都有体现。据统计，88%的英雄行为发生在当事人情绪节律的临界日。究其原因是由于人在情绪的临界日容易冲动，因为这种行为毕竟是非常规行为。另据国外某运输公司的调查发现，司机在其临界日发生交通事故的占绝大多数。也有人对奥运会运动员的成绩做过调查，发现87%的个人最好成绩是在其体力高潮期创造的。那么，反映在遗传领域又是什么情况呢？

例1：某人在大学时是有名的高才生。结婚后夫妻双方身心都非常健康，也没有遗传缺陷，更不是近亲结婚，并且都事业有成。他们的智商、营养、孕产期保健、胎教及产后喂养等都比一般人要好得多。但他们的儿子却反应迟钝，学习成绩极差，高中没考上就去务工了，并且身体素质也不好。

后来经过对他们的受精日三节律的计算，发现当时夫妻双方共6个节律中，有5个节律处于临界日或低潮期。特别是智力节律，双双处于低潮期。

例2：某夫妻有一双儿女，都是博士生。其中，女儿在本科还没有读完时，就被大学的外籍教授推荐到美国加州的一所学校攻读研究生。

可是他们的父母，在大家的眼里是再普通不过的人了。父亲是普通工人，初中没毕业就参加了工作，是没有任何专长的老实人。母亲是地道的农民，除了会做一些农活外，连自家的被褥都要请别人帮忙来做。夫妻俩唯一值得称道的是两人的心态良好、夫妻感情深。后来在核算他们的受精日三节律时，发现双方6个节律中，有5个处于高潮期。

从以上的现象中，我们可以总结出这样一个结论：当多个高潮期或低潮期重叠时，所产生的积极影响或负面影响比单一节律所处状态的作用要大得多。所以，有针对性地安排好不同时期的工作和生活是必要的，根据三节律选择受精日更是必要的。

值得说明的是，利用生物三节律不能预测将要发生什么，更不能用它算命。因为无论体力、情绪，还是智力，也无论其各自处于哪一个时期，都会受到其他因素的制约。比如：即使体力处于低潮期，也会受到自我调节能力、营养状况、健康情况等因素的制约。即使情绪处在高潮期，如果受到精神打击，也会一落千丈。当然，精神打击发生在低潮期情况会更糟。另外，由于个体的差异，每个人受生物节律影响的敏感度也不尽相同。我们利用这一规律，有意识地安排好日常生活和工作，目的是把优势最大化、把劣势最小化。比如孕前准备期的体育锻炼要充分利用好体力高潮期，以提升锻炼效果。在低潮期或临界日，就应该选择强度相对较低的锻炼方式，并根据自我调节能力加大或缩小锻炼强度。

那么，我们怎样计算当下三节律所处的是哪个阶段呢？

首先，算出你出生以来所经历的总天数，按下面的公式计算。

（计算年−出生年）×365+闰年数−（1月1日到生日的天数）+（1月1日到计算日的天数）（计算时必须使用公历生日）

其中，判断那一年是不是闰年，就看这一年的数字能否被4整除，如1964年能被4整除，说明这一年是闰年。闰年的2月份是29天。4、6、9、11四个月份为30天，其他月份31天。

其次，用经历的总天数除以三节律的周期。

实例1：某人1987年8月18日出生，要计算2013年3月28日三节律的情况。

此人从1987年到2013年经历了1988年、1992年、1996年、

2000年、2004年和2008年6个闰年，闰年数即为6。

计算1月1日到生日天数时，要看出生的那一年是不是闰年，来确定2月份的天数；计算1月1日到计算日的天数时看当年是不是闰年来确定2月份的天数。

把各项数据代入公式：

（2013-1987）×365+6-（31+28+31+30+31+30+31+18）+（31+28+28）=9353

9353÷23=406…15

9353÷28=334…1

9353÷33=283…14

根据人体生物钟三节律所处日期的判定标准，结论便是：此人在2013年3月28日体力处于低潮期的第3天；情绪处于高潮期的第1天；智力处于高潮期的第14天。

实例2：某人生于1964年7月23日，计算1993年12月3日三节律的情况。

此人1964年出生至1993年，经历了1964年、1968年、1972年、1976年、1980年、1984年、1988年、1992年共8个闰年，因此闰年数为8。

把各项数据代入公式：

（1993-1964）×365+8-（31+29+31+30+31+30+23）+（31+28+31+30+31+30+31+31+30+31+30+3）=10725

10725÷23=466…7

10725÷28=383…1

10725÷33=325…0

那么结论是：此人在1993年12月3日体力处在高潮期的第7天；情绪处在高潮期的第1天；智力刚好是周期日。

实例3：某人1964年6月9日出生，计算2013年5月20日的三节律情况。

（2013-1964）×365+12-（31+29+31+30+31+9）+（31+28+31+30+20）=17876

17876÷23=777…5

17876÷28=638…12

17876÷33=541…23

所以那一天此人的体力处于高潮期的第5天；情绪处于高潮期的第12天；智力处于低潮期的第6天。

因此，我们在运用生物三节律安排优生计划时，先要根据查找排卵时间的方法，确定排卵日期，再计算夫妻双方的三节律在这一时期的情况。如果双方6个节律多数处于低潮期或临界日，就要果断更改受精日。当然，希望6个节律同时出现在这一时期的愿望也不太现实，6个中如果能出现4个，就很好了，再综合其他有利因素，就能够生育一个优秀的孩子。

●夫妻生物节律运行状态例表

参考表如下：

某夫妻2013年所处的生物节律状态表

月经来潮日期	预测排卵日	生物节律状态		
		智力	体力	情绪
1月6日	1月19日	男周 女低	男高 女临	男低 女高
2月3日	2月16日	男低 女低	男高 女高	男低 女高
3月3日	3月16日	男低 女低	男周 女临	男低 女高
3月31日	4月13日	男临 女高	男低 女低	男低 女高
4月28日	5月11日	男高 女高	男低 女低	男低 女高
5月26日	6月8日	男高 女高	男低 女高	男高 女高
6月23日	7月6日	男高 女周	男高 女高	男低 女高
7月21日	8月3日	男低 女低	男低 女低	男低 女高
8月18日	8月31日	男低 女低	男低 女低	男低 女高
9月15日	9月28日	男低 女周	男低 女低	男低 女高
10月13日	10月26日	男高 女高	男高 女高	男低 女高
11月10日	11月23日	男高 女高	男高 女高	男低 女高
12月8日	12月21日	男高 女高	男低 女高	男低 女低

注：从表中可以看出，此对夫妻智力节律合拍，体力节律基本合拍，情绪节律不合拍。在一年中没有出现6个生物节律都处于高潮期的情况，只有3个排卵日有5个生物节律处于高潮期。在这3个排卵日中，选择受精日的原则是以合拍的那一种生物节律作为取舍的基础。因为他们的智力合拍，所以应以智力节律为主，以体力节律为辅，最后看情绪节律情况。

另外，现实中夫妻完全合拍的情况极少，在选择受孕日时，千万不要人为地改变月经周期来获得所谓的良机，这种违反自然规律的做法与优生的基本理念背道而驰。

第二章　优生实例分析

在实例分析中，采集的信息不一定完善，如果与你们的情况有类似之处，仅作为参考。

我们已经知道了影响优生的因素多种多样、错综复杂，所有这些因素都在按照其固有的规律对素质遗传发挥着作用。所以，我们应根据自身情况，静心地投入，使优生效果最大化。

在储备的层面，我们自身能感应精气神是否充足并且不张扬和过分外泄；身心是否舒展愉悦、气色如何；免疫力是否得到提升、不易得病；心态是否平稳等。总之，这些能感应到的感觉，是在提醒着我们的气场状态。在解决利用层面的问题时，我们要全面分析各种因素，看看哪些有利因素适合自己，可以利用，哪些因素可以忽略。也就是找出适合自己的最佳组合，在恰当的时机以良好的状态受孕。

在实例分析中出现的"气场指数"这个概念，不是一个严格量化的概念。只是为了判断准爸爸或准妈妈适合优生的程度而引入的。适合的程度是基于以下两点来判断的：一是准爸爸或准妈妈自身的遗传素质和生活状态、行为方式，也就是所说的能量"进水口"流量的充沛程度；二是根据准爸爸或准妈妈的生活态度、行为习惯判断能量的"出水口"节流的合理程度。气场指数的数值越高，越有利于优生。

●关于指导农村二胎的优生成果

在60例农村二胎孕前准备期的指导实践中，主要侧重夫妻双方气场的重新建立，唤醒并聚集气场能量；根据双方的遗传素质、生活习惯、文化背景等因素，逐渐形成针对性强、可操作的个性化准备方案，遗传效果普遍良好。

在最初的8例中，跟踪记录的结果是新生儿在免疫力、智力方面全部比他（她）的哥哥（姐姐）有明显优势。在之后的52例中，有49例不仅免疫力和智力远远优于第一胎，而且长相也比第一胎靓丽得多。其中效果不佳的3例，1例是遗传缺陷严重，原因是夫妻双方对避免遗传缺陷的问题没有足够重视（应到有资质的医疗机构进行咨询）。1例是新生儿和第一胎的综合素质没有明显的差别。分析原因时发现，夫妻双方在实施孕前准备方案的过程中流于形式，把执行方案变成了一种例行公事。最后1例是新生儿比第一胎的综合素质明显差了很多，分析原因时发现妻子在排卵日的前一周因故精神状态特别不好。

在胎教的过程中，夫妻双方越是坦然、自信，越是生活状态良好、规律，二胎优生的效果就越是比第一胎好。这一特征在实例中表现得很明显。

另外，在55例早教追踪服务中，也实施了个性化的早期教育。这些孩子现在绝大部分已经上学，他们个个表现出了良好的先天素质优势，其父母对孩子的教育都遵循着"因势利导"的原则，这为高品质的家庭生活奠定了坚实的基础，父母也对孩子的将来充满了信心。

●实例一

准备期开始时间是2012年10月1日，婚龄半年，准备期3个月。

男方基本情况：26岁，1987年3月15日出生，血型B。居于河北唐山，无遗传病史，身体健康。职业是园艺工人，吸烟（两天一包烟）但不喝酒，生活规律，无其他不良嗜好。家庭条件较好，家族成员关系融洽。

性格：喜欢内省；敏感、有洞察力；温和大方、老实厚道、同情心强；幽默感十足、有创造力。

体质特征：手心、脚心容易发热，不耐受高温天气；口唇颜色红润；经常大便干燥；用眼时容易出现干涩、酸痛、疲劳等现象，但眼睛有神；皮肤干燥。属于典型的阴虚体质。

性能力较强（持续时间在15~20分钟），频率约3天1次。

气场评估指数75。

女方基本情况：26岁，1987年4月10日出生。血型A，家族无遗传病史，但祖辈无长寿者，身体健康，月经规律。

性格：具有深刻的感受力，有人情味，从不忸怩作态；情绪稳定、乐天派；天真单纯，容易相信人；善解人意，能帮助他人缓和情绪；有时显得被动，喜欢做白日梦。

体质特征：皮肤发暗、油腻；常感口苦和口臭；吃雪糕时会出现头痛的现象；贪睡，有时呼吸费力；大便常有黏滞不爽的现象。属于湿热体质兼有阳虚特征。

气场评估指数70。

夫妻感情较好，对对方略有怨言。男方怨言：有时她无视我的存在；女方怨言：太爱批评人。

分析：此对夫妻基础较好，情绪稳定，所以气场指数较高。

要达到夫妻双方气场的提升和共振应主要从四个方面努力。

（1）根据绿色生活方式的要求，改变不良生活习惯；有针对性地调养双方的体质。

（2）根据他们的性格特征，改善内心的舒展度，从而提高幸福感。

（3）增强夫妻间的默契，提高夫妻感情融洽度。

（4）进一步提高性生活质量。

男方调理体质的方法（简要说明）：

（1）进一步调整作息时间，原则是跟着太阳走。因为日落后至日出这段时间是养阴的时间段，所以晚上睡觉时间要在九点以前。

（2）运动量一定要适中，以微微出汗为上限；不做登山、跑步机锻炼等运动。

（3）把工作、生活安排得条理清晰，不慌不忙；舒展情绪，保持豁达的心态，这样可减少阴精的耗散。用芳香健脑法重新布置居住环境；从按摩健脑中选出适合自己的方法，每天坚持。

（4）饮食中要增加水果的摄入量，远离辛辣食物；每周食用两次泥鳅（当然，不同饮食习惯的人可以用不同的食疗办法，比如常吃枸杞子）。具体做法是：①泥鳅炖豆腐。把豆腐放入开过的水中3分钟，取出备用；泥鳅放入沸水中洗净，在油锅中翻炒，加调料、加水、加豆腐；加盖炖5分钟即可。②泥鳅黑豆粥。把黑豆泡2小时，加冷水煮沸；放入洗净的黑芝麻，用小火煮熟；放入泥鳅肉末，片刻后加入调料即可。

（5）性生活改为每周1次，第三个月时改为10天以上1次。注意不在阴天、酒后、白天和情绪低落等情况下同房。

男方舒展内心的建议（简）：

（1）善于利用"自我解嘲"的方法使自己的身心进入最佳

状态。

（2）充分认识"世上没有完美的爱人，缺陷美才是最真实的"，以此来平衡自己的内心。

（3）避免进入长时间的"自我陶醉"状态，管控好自己的情绪，避免放纵自己，以达到内收能量的效果。

（4）充分发展自己的兴趣，激发创造力、捕捉灵感。

（5）有意识地结交那些勤奋、原则性强、自我约束能力强的朋友，感受对方的气息。

女方调理体质的方法（简）：

（1）少食甜食，口味清淡，杜绝凉的食物，要特别注意营养的均衡。

（2）按照针对湿热体质的按摩方法坚持按摩，杜绝在准备期用药物调理。

（3）经常参与健康的娱乐活动，坚信"百病都可心药医"的理念。

（4）坚持每晚睡前用热水泡脚，水温以感到温热为准，不宜太热。泡5~10分钟后按摩脚心的涌泉穴，并用毛巾反复擦洗小腿。做完后应在半小时内上床休息。

（5）在阳光温暖又不强烈时，站在窗前，隔着玻璃，微闭眼睛，全身放松，面对太阳，使温暖的阳光透进眼睛，同时转动眼球，先顺时针10次，再逆时针10次，间歇后重复，持续约

15分钟。

（6）尽量避免在炎热潮湿的环境中久留。保持室内空气新鲜、阳光足、安静。经常到大自然中去锻炼。所穿衣物一定要是天然纤维、棉麻、丝绸等面料，特别是内衣。

女方舒展内心的建议（简）：

（1）保持天真单纯的性格，调动想象力和创造力。

（2）保持知足常乐的心态，庆幸自己找到了最爱；树立保护丈夫的心理。

（3）在生活中，避免粗心大意、漫不经心的状态，以达到收紧能量的目的。

（4）每天给自己留出半小时，放下所有的事情，完全地放松。

（5）克服自满情绪，通过发展自己的兴趣，增强内心的定力。

（6）有意识地结交那些自信、精力旺盛、有魅力的朋友，经常接触、感受他们的气场，以达到重建自我气场的目的。

增加默契，提高融洽度的方案（简）：

首先，要清晰地了解对方感受事物的独特方式，明白有缺陷的美才是真实的美。

妻子要明白丈夫"若有所失"的心理状态是形成他个人性格的基础，所以他的眼神中常浮现出一丝丝忧伤，他需要浪漫、需要被关注来平衡这种心理。在生活中，妻子的若即若离是丈夫最苦恼的事情。他总是感到自己将自己百分之百地交给了这份感情，而妻子却把一部分感情隐藏了起来。于是他就想尽一切办法想进入妻子的内心一探究竟，结果却是越努力，越让他感到困惑，他喜欢把感情完全释放，对感情的需求强烈。

丈夫要明白妻子是个不温不火、情绪稳定的"老好人"。由于她对事物的本质有深刻的感受力，所以她习惯于只在别人需要她时出现，并发挥良好的作用。当对方不需要时，她喜欢安静地待在一边，不愿表达什么，因为她觉得没有必要表达。她没有自己特别向往的事情，她好像只是在时刻准备着，去解决他人的需求及维持一种和谐状态。在生活中，她是个知足常乐、随和的妻子，也容易让人产生没主见、墙头草的感觉。她在努力避免与人发生冲突，被动的人生态度明显。她喜欢把爱埋在心里，其实对爱的渴望也很强烈。

建议：因为双方都不愿意接受批评，妻子有时甚至抵触丈夫过于浪漫的热情，丈夫又对妻子缺少活力而沮丧。所以，夫妻双方要发展各自的兴趣，避免纠缠在各自的"缺点"中，深入了解对方的思维方式，多关注对方的优点。在准备期一定要找回恋爱时的感受。丈夫要坚信理性、温和的妻子是自己最需要的，不担心在妻子面前暴露自己的缺点；妻子要相信有主见、办事练达的丈夫，相信丈夫一定能完全接受自己。

提高性生活质量的建议（简）：

（1）女方要变被动为主动，在同房的当晚，事先做些氛围、心理上的准备。

（2）根据各自的身体情况，安排好日常生活，保障营养均衡；并相互鼓励参加体育锻炼。

（3）严格执行性生活频率的要求。建立健康的性观念，夫妻经常交流性问题。

（4）男方坚持慢跑、游泳等活动，每次慢跑的距离不应少于5千米，最好每日一次。

（5）填好夫妻双方4个月内的生物三节律运行状态表（备用）。

制作表格可参照以下格式：

月经来潮日期	预测排卵日	节律状态	智力	体力	情绪	备注

（6）根据表中的运行规律，确定受孕日及受孕时机。如果在预备受孕月份的排卵期没有较理想的节律运行状态，要考虑

下一个月是否有；原则是有4条节律处于高潮期就是较理想的时机。

●实例二

准备期开始时间是2012年6月2日，婚龄1年，准备期6个月。

男方基本情况：35岁，1978年4月5日出生。血型AB，居于盘锦，公务员，身体呈亚健康状态，事业有成（科级干部）。工作认真负责、有高度的自尊。经常有担忧、害怕的感觉。从小喜欢运动，但参加工作后，运动量越来越少。感觉工作压力大，时有疲劳感。喜欢吸烟，烟龄10年，每日1包。平时不饮酒，但在朋友聚会时常常喝得酩酊大醉，生活无规律，平日喜欢上网，在电脑前一坐就是几小时，性生活质量不高，一般5分钟左右，无家族遗传病史。

妻子在他心目中的形象：很好的生活伴侣，爱唠叨，有时很烦。

男方体质特征：很容易精神紧张，焦虑不安，很容易受到惊吓，时常感到孤独；时常感到咽喉有异物感，吐不出、咽不下；睡眠质量差，有胃痛的毛病、经常泛酸；脸色灰暗、经常发脾气，是典型的气郁体质。

男方的性格特征：有极强的自尊，适应能力强，常常能吸引他人的注意，现实且目标明确。

近期状态：近期非常在意自己在他人面前的表现，害怕失败、害怕被人看低，有时对他人产生强烈的敌意。

气场评估指数50。

女方的基本情况：32岁，1981年2月22日出生，血型B，身体健康。自己开了一家绿色农庄，效益很好，是个典型的乐天派。

月经规律、准时，周期28天，持续4天。

女方的体质特征：睡眠质量良好、精力充沛；说话底气十足、记忆力强；面色红润、柔滑；头发乌黑富有光泽、牙齿洁白，是典型的平和体质。

女方的性格特征：反应极敏锐，觉得世间的一切都生机勃勃、充满活力，为人亲切，快乐；是个多面手、做事效率高、兴趣广泛；有包容心、感恩心，总是用欣赏的态度对待他人，害怕枯燥的生活。

气场评估指数85。

分析：双方年龄偏大，男方气场受损较重，又马上进入炎热的夏季，准备期定为6个月。

前3个月把重点放在重建男方气场及提升夫妻感情两方面。后3个月，在稳固的基础上，重点提升生活品位及进一步改善男方体质。

前3个月需要男方熟悉符合自己性格的三种健康状态。对照表格，时时了解自己的状态，有利于调整自己，走向健康。

参考表如下：

健康状态特征	出现相信自己和自己的价值之感，有提升自己的积极性，灵活性强，能很好地调整自己并产生许多实现自我的好主意。目标感明确，热情洋溢，具有持久力。注重内心、追求真实并承认个人的局限性，能安心过力所能及的生活，并能时常产生幽默感和孩子般的天真，性情温和。
一般状态特征	很在意自己在众人心中的形象。能很好地完成工作，好胜心强，有排他性，感到只有追逐名利才能使自己心安。在平和的外表下，意识失去了与内心情感的联系。希望在别人的眼中树立起比实际的自我更好的形象。开始自恋并趾高气扬。
不健康状态特征	害怕失败，害怕被别人看低。出现歪曲事实的心理，不讲原则，嫉妒他人。爱利用他人并有投机性。开始把说谎不当一回事。对他人产生敌意和报复心理，无情无义。

男方调理体质的方法：

（1）生活上进行一次彻底的调整，先放下一切事务安排一次夫妻旅行，两三天的短途也可以。利用这段时间反思过去以身体健康为代价的工作、生活状态是不是自己内心所渴望的，并概括总结。回家后重新布置家庭环境，以简单、环保为原则，尽量多布置一些绿色植物。

（2）坚持用竹盐排毒（结合其他排毒方法）。一杯水放3克竹盐，早晚各饮一次；饮食上，在营养均衡的基础上，多吃行气的食物，常备枸杞，以自己喜欢的方式经常食用。

（3）坚持每晚按摩：把双手搓热，搓后腰部。每天坚持5千米的长跑。

（4）建立生育高素质健康宝宝的使命感，经常提醒自己现在几个月的努力胜过今后十几年对孩子的教育。

（5）在家中不要以被关心者的姿态出现。要找机会经常在亲情、友情中存上一笔爱和关心。

（6）摒弃"总想超越他人"的思想，关注自己内心的真实渴望。

（7）减少性生活次数，前三个月5天1次，后两个月7天1次，最后一个月10天1次。

（8）可考虑在前三个月进行中药调理（结合医生的意见）。比如服用2~3个疗程的金匮肾气丸。后三个月应尽量避免药物调理。

（9）力争实现一次自我超越。坚信所有的改变都会在不知不觉中发生、发展，这一理念很重要。

经过两三个月的调整，当出现精力充沛、自信心常在时，重新理顺一下孕前准备的任务，然后进入新一轮的提升当中。

（1）总结成功经验，把良好的方式方法延续下去。然后制定详细的提升体质和性能力的方案。

（2）在这一时期，关注以下要点：增强身体弹性，树立奉献精神和谦恭的心态，形成健康的性观念，培养夫妻感情，多与良性气场（包括人与自然的气场）互动。

（3）以节能型生活方式为主轴，整合生活、工作的方方面面。最好每天读一些益智的幽默故事。

女方调理体质的方法（简）：

（1）坚持中庸之道，饮食有节、劳逸结合、生活规律、坚持锻炼。

（2）太极拳、瑜伽、游泳是最适合的锻炼项目。

（3）采用食补，杜绝药补。食补中，荠菜、香椿等非常适合食用。

（4）遇到情绪压抑、悲伤的情况时，首先要清理自己的思绪，然后再发泄出来。

（5）坚持"三寡"原则：以寡欲养精（不纵欲）、以寡言养气（不喋喋不休）、以寡思养神（不胡思乱想）。

（6）坚持做"超觉静思"，舒展气场、积蓄能量。

女方舒展内心的建议（简）：

（1）降低跟潮流、讲时髦的热情，有利于气场能量的集聚。

（2）放慢生活节奏和说话的速度，给自己一个冷静思考的空间，便于舒展能量。

（3）发展一些个人爱好，防止生活枯燥而伤害气场。

（4）当好提高丈夫性能力的良医。和丈夫共同努力，增强夫妻感情，不要仅仅满足于一团和气。

（5）填好双方7个月内的生物节律运行状态表（备用）。

在决定受精日时，根据情况要遵守以下原则：

（1）平时就要观察排卵日与预测的日期是否相符，并观察三节律的运行状态。要逐月观察、总结，主要是为了积累经验，从而提高对受精日预测的准确性。

（2）如果丈夫改善的效果非常好，可以考虑提前受精。

（3）考虑三节律时，尽量保障男方的体力和情绪处于高潮期，女方的智力也处于高潮期。

（4）如果自己能准确预测受精月份的排卵日，双方6条节律的高潮状态少于4条，则不适合受孕。不主张采用人为改变月经周期的方法来调整受精日。

注：此对夫妻在准备期很投入，特别是男方，身心状态提升效果极佳。

●实例三

开始时间是2012年2月10日。这是一个特殊的例子，丈夫要在3月12日出国。女方下一次月经预计在2月14日左右。如果不改变出国时间，准备时间将不足20天。

男方的基本情况：1984年5月21日出生，研究生毕业。身体健康，性能力一般（10~15分钟）。

女方的基本情况：1985年3月21日出生，本科毕业，身体健康，月经规律、准时，周期28天，持续4天。

他们刚刚结婚，但自幼在一起，一直到从同一所大学毕业。是典型的青梅竹马。他们初中毕业以前，始终生活在一个美丽的山村，在那里留下了最美好的记忆。双方的家庭氛围都散发着纯朴的乡村气息。

分析一：

首先分析了女方2月份和3月份预计排卵日的生物三节律运行情况；女方下两次月经应该在2月14日和3月13日，排卵日预计是2月28日和3月27日左右。

在2月28日这次预计排卵日中，双方共有5条三节律处于高潮期，很幸运此时只有女方体力处于低潮期。但在3月27日这次预计排卵日中，双方的生物三节律出现了难得一见的夫妻双方6条三节律全部处于高潮期。

后来，经夫妻双方权衡各种因素，最后还是选择了把2月28日作为受孕日。

计算在2012年2月28日双方三节律的运行情况：

男方：

（2012−1984）×365+8−（31+29+31+30+21）+（31+28）=10145

10145÷23=441.08

10145÷28=362.32

10145÷33=307.42

说明男方在这一天体力、智力、情绪全部处于高潮期。

女方：

（2012−1985）×365+7−（31+29+21）+（31+28）=9840

9840÷23=427.82

9840÷28=351.42

9840÷33=298.18

说明女方在这一天情绪、智力处于高潮期，体力处于低潮期。

经过进一步计算，在2月29日这一天生物三节律的运行情况和2月28日完全一样。

分析二：

由于时间太短，重建气场、大幅提高性能力已来不及，但可以利用双方小时候的美好记忆来最大限度地唤醒原有的良好气场。所以，建议两人回到那美丽的小山村度蜜月；并遵循下列方法：

（1）对居住环境做一些简单的布置、改善，并逐步美化。

（2）双方以父辈男女分工的家庭模式进行劳动分工，但劳动强度不宜过大，尽量把注意力集中在自己要做的事情当中，晚上交流心得，同时安排一些其他兴趣活动。

（3）作息时间坚持"跟着太阳走"的原则，食物尽量就地取材。

（4）前10天，每5天左右进行1次性生活并交流改进意见，以后直到受孕日节欲。

（5）每天安排1小时学习优生知识并进行交流。

（6）做好受孕日当天的环境安排，做到安静、绿色、温馨、放松。

（7）采取男上女下的姿势受孕，妻子仰卧，把臀部垫高。28、29日每天1次。

幸运的是他们顺利受孕，在胎教期丈夫长期不在身边，但他们很好地实施了针对性很强的胎教方案，于11月20日生育了一个健康聪明的宝宝。

●实例四

开始时间是2012年8月30日，这也是一个较特殊的例子，准备期不确定。

男方基本情况：23岁，1990年8月16日出生，血型B，身体健康，无遗传病史。父辈世代为渔民，初中学历。对新事物有好奇心，乐于助人。整合能力差，做事没有章法，随心所欲；爱冲动，喜欢吸烟、喝酒、打牌。时常出现萎靡不振的精神状态。

男方体质特征：头发、额头、鼻子经常油油的；容易出汗、腋窝常有异味，但不是狐臭；早上嘴里常常出现黏黏腻腻的感觉；常感腹部胀满，身体肥胖。典型的痰湿体质。

性格特征：很在意财富的多少；常常自鸣得意，喜欢自吹自擂；为人强势，独断专行，不讲道理，信奉"强权即真理"。

气场指数45。

女方基本情况：22岁，1991年4月12日出生。高中毕业，血型A，身体健康，无遗传缺陷。月经规律、准时，周期28天，持续4天。为人热情稳重，做事投入，效率高，有种永不服输的劲头。无不良嗜好。好打扮，喜欢穿紧身衣服、高跟鞋，追求时尚。

女方性格特征：具有很好的感悟能力，有探求新事物的兴趣；待人热情，风趣，具有全局观念；想象力丰富，无论做事还是认知事物都能找到好方法。做事前常喜欢做一些准备。

气场指数75。

夫妻性生活频率高，几乎天天有，性生活质量起伏较大，整体质量低下。

分析一：

因为男方散漫，感悟能力、整合能力差，因此，准备期期间主要由妻子安排。

分析二：

从2012年9月至2013年5月，夫妻双方生物三节律的运行情况如下：

较理想时间段	双方状态	预计排卵日
2012年9月15日至9月17日	女方情绪和男方体力处于低潮期	9月20日
2012年10月16日至10月20日	女方情绪、体力处于低潮期	10月18日
2012年11月17日至11月18日	女方情绪处于低潮期	11月14日
2013年1月20日至1月23日	女方体力和男方情绪处于低潮期	1月9日
2013年1月25日至1月26日	男方情绪处于低潮期	2月6日
2013年2月22日至2月27日	男方体力、情绪处于低潮期	3月6日
2013年3月30日至4月2日	女方体力、情绪处于低潮期	4月3日
2013年4月29日至5月6日	女方情绪和男方体力处于低潮期	5月1日

从表中可以清晰地看到，预计排卵日基本都不在较理想的三节律时间段内，此对夫妻的生物三节律很不合拍。因此，如果想尽快怀孕，应选择2012年10月18日为受孕日。但最好是推后寻找良机，主要是因为他们年纪还小，不主张人为改变月经周期。

分析三：

如果推后受孕。妻子应以鼓励、交待任务的方式进行孕期准备。比如：不论大事小事，只要发现丈夫有闪光点就给予鼓励，把提高性生活质量的任务交给他。平时，妻子要注意以下几点：

（1）经常给丈夫讲孕期准备的重要性，用实例结合现实情况鼓励丈夫树立起责任感。

（2）要求丈夫每日至少默念三次"我能生出一个健康聪明的宝宝"。

（3）监督并鼓励丈夫戒掉烟酒、赌博等不良习惯。同时安排一些他感兴趣、能投入进去的事，并增加这些事在他生活中的分量。

（4）鼓励丈夫进行较激烈的体育运动，每天坚持1小时以上，最好安排在下午四五点钟。

（5）丈夫要在生活中努力学会如何安静地想事、安静地做事、安静地与人交流。鼓励他结交这样的朋友。

（6）渐渐降低性生活频率，头1个月不得高于每3天1次，逐渐稳定在每5天1次，在最后1个月每10天以上1次。并且在每一次性生活中，必须等妻子阴道口完全敞开、流出大量黏液时，方可开始交合。

（7）男方必须从过去的性习惯中走出来，那种满足性饥渴和好奇的心理，是没有经验以及错误的性观念造成的。女方达到性高潮时射精，有利于优生。这种观念要牢记于心。

（8）通过安排好日常生活，使丈夫感受到孕前准备的良好氛围。

（9）丈夫经常展现自己的"强大"，是在以此来维护他的尊严，其实此时他的气场蜷缩得最严重，神经在不停地"痉挛"，气场能量四处飘散。鉴于自幼生活在不良气场中，这种现象要出现转机，本身就是一种奇迹，这种奇迹只能出自于他自身的气场，而不可能源自外界。所以，要诱导他树立"感恩"的思想，鼓励他多一些对他人的关爱行为，来达到把飘散的气场能量收集起来的目的。也使他那"痉挛"的神经慢慢地稳定下来。

分析四：

女方应注意的是：

（1）在平日的生活中要多一些默默奉献的意识，少一些超越他人的想法，会使气场得到进一步的提升。

（2）远离容易产生消极感觉的人和事，不看恐怖、暴力的内容。坚持每天做10分钟"超觉静思"，多到大自然中去，吸收天地精华。

（3）以幽默的心填充生活、工作的方方面面，以达到缓解压力的目的。

（4）坚信世上的每一个人都是独一无二的，丈夫的优势是以另一种形式隐藏着，在生育高素质宝宝的事情上，人人享有平等的机会。

（5）在受孕日的前一周，要找回"童真"的感觉。

（6）记录好月经情况，观察、总结规律。

第三章 要关注的小常识

●受孕的过程惊心动魄

数以亿计的精子，争先恐后地越过阴道、子宫颈、子宫腔，最终到达输卵管壶腹部与卵子结合。这是一个"漫长的旅途"。大量的精子在途中夭折，只有少量精子能到达目的地，这也是自然择优的第一步。

精子在征程中，缺少不了女性在排卵期所产生的营养物质的帮助。由于在排卵期子宫腔内产生了大量营养物质和能量，从而使旅途劳累的精子得到补充，才有能力继续前行。当精子到达输卵管后，输卵管内的纤毛又会不停地摆动，阻止精子前行，考验着精子的能力，这是第二次择优。

众优胜者来到输卵管壶腹部，遇到卵子后，它们就迅速包围卵子。利用自己分泌的特殊蛋白质群起而攻之，溶解卵子外层的保护膜，努力打开一道裂缝。这时，只有一枚最具活力的精子能够抢先进入，快速拥抱卵子。此后，卵细胞的外围组织立即合拢被打开的裂缝，把其他精子全部拒之门外。那枚获胜的精子迅速与卵子融为一体，形成了受精卵。这是自然择优的第三步。

●避免意外怀孕

女性做人工流产会对身体造成一定的伤害。在孕前准备期更要绝对避免。现在避孕的方法很多，比如：避孕工具（宫内节育器、避孕套等）、避孕药物（避孕针、口服药）、皮下埋植避孕法。

孕前准备的宗旨是回归绿色生活，那么避孕方法也应采取最自然的方式：第一种是根据我们在第二篇第一章中提到的阿基诺法、基础体温法等找出排卵日，避开易孕期来达到避孕的目的。第二种是利用避孕套避免怀孕。

利用第一种方法时，假如不能肯定哪天排卵，就必须采用第二种方法。只有在肯定排卵日后基础体温连续上升四天后才能同房。

● 精子

男性睾丸内部有数千条弯弯曲曲的小管子，它叫精曲小管。精子就在这些组织中产生。成年男性每天就能产出1~2亿个精子。

精子大约需要90天的时间才能发育成熟（这也是我们提出孕前准备期不少于三个月的根据之一）。另外，精子在睾丸中要停留74天之后进入副睾丸中，再历经16天的发育，才具有生殖能力。

成年男子在正常情况下，一次射精的精子数量在一亿个以上。其中，有正常活力的精子占60%左右。如果长期精神状态欠佳、烟酒无度、生活规律混乱，有活力的精子会明显减少，并且整体质量也会下降。

● 卵子

女性卵巢是生产卵子的地方。卵巢功能的好坏，不仅直接影响女性的身体健康，也决定着卵子的品质。成年女性每个月经周期中一般只产生一个成熟卵子。中老年妇女绝经后，卵巢逐渐萎缩并渐渐停止雌性激素的分泌，卵泡也随之萎缩。

卵子排出后，一般只存活12~24小时，最长也不超过两天，这个存活期就是女性的可能受孕期。卵子在排出后的前6小时内鲜活程度最高。受孕要争取在前6小时完成。

女性的卵细胞是与生俱来的，约有四万个。但能发育成熟形成卵子的只有几百个。也正因为卵细胞与女性的生命同步，过了成熟期，年龄越大的女性其发育的卵子质量也会下降，下降的程度因人而异。

● 防止卵巢功能下降

卵巢功能降低直接的后果是皮肤老化加速，生成色斑，更年期提前；雌性激素低下，从而导致患心血管疾病的风险大增；睡眠质量下降，抑郁烦躁，丧失自信。

作为丈夫要对妻子的生理特点有全面的了解，多一些关爱，这是预防卵巢功能下降最有效的办法。

就女性自身来讲，要避免精神长时间紧张。因为这种状态会引起脑垂体激素的分泌量大减，进而导致卵巢分泌的激素减少，使卵巢功能退化。

另外，要多掌握一些营养知识并结合自身特点，形成良好的饮食结构，更要有良好的睡眠。

● 孕前准备期关注月经的情况

关注女性的月经是否在正常范围内，是孕前准备期必须做好的一件事。一是为了发现问题能及时纠正。二是记录的月经情况能为准确判断排卵日提供第一手资料。

两次月经的第一天相隔的时间就是月经周期。一般为28天。偶尔提前或延迟不超一周仍是正常范围，即正常月经周期是不少于21天也不超过35天。经期指的是经血持续的时间，3~7天都属于正常。排出的血量一般为50~80毫升，由于个人的身体条件、环境的改变，经血量略有增减也是正常的生理现象。

经血的颜色一般为红色稍暗，在整个经期中，颜色逐渐加深，开始时颜色较浅，最后变为淡红色。如果一直是鲜红色、紫色或淡黄色、咖啡色都属于不正常，应及时调理。

经血的状态应是不稀不稠，不易凝固，无明显血块，无特殊气味。假如经血又黏又稠，或清稀如水或带有较多的血块等，要及时调理。

另外，经期中，有下腹及腰背下坠的感觉，经期结束时逐渐消失，属于正常现象。但如果痛经，经前有浮肿的现象，情绪波动很大要及时就医。

最后不要忘记，把每一次月经出现的各种情况记录在案，便于日后从这些数据中分析规律。

● 无排卵性月经

卵巢里的卵泡发育得不成熟，会发生无法排出的情况。正常情况下，卵子排出后会形成黄体，分泌雌激素、孕激素。如果卵子没有排出，无黄体形成，在这种情况下也能分泌少量的雌激素，但不会有孕激素，子宫内膜在雌激素的作用下仍然可以发生周期性变化，待雌激素消退时，子宫按时出血，形成月经。

造成这种情况的原因是由于脑垂体对卵泡刺激不足，造成了卵泡发育不良；或是卵泡自身对脑垂体释放的雌激素不敏感而导致发育不良。

无排卵性月经的特征是出血不规律，也就是说出血的间隔时间、持续天数和血量的多少毫无规律。甚至出现两次月经间隔数月或隔几天就出血一次等情况。

● 减肥可能减掉月经

有些女性为了苗条，经常采取节食的方法减肥。现代医学已经证实，身体内的脂肪含量达到体重的17%以上是月经来潮的保障。这17%也被称为临界体脂。而要有正常的月经，其脂肪含量必须达到22%~26%，所以保持合理的体重也是优生的前提。

同时，合理体重所含的脂肪量是维持卵巢功能正常的必要条件。一般情况下，较胖的女孩初潮早些，消瘦的女孩要晚些。成人后，体重下降到一定程度，会月经停闭，这是人体的自我保护功能在发挥作用。

如果过度节食导致体重下降的速度太快，即便体重在合理的范围内，也可能引起闭经。

● 受孕的最佳姿势

虽然总是保持男上女下的体位进行性生活会让人感到很乏味，但在受精日，这种姿势对一般人来说是最佳选择。

因为男方射精时，精子会更容易接触到子宫颈，从而容易与卵子结合。对女方而言，平躺的姿势有利于精子全部集合在宫颈口周围，也给精子进入子宫创造了有利条件。而男方在最后冲刺时要尽量接近深处，从而缩短精子的行程。

● 经期内不要性交

在性交中，有时难免把细菌带到阴道里，平时，阴道中的酸性环境不利于细菌的繁殖，细菌会慢慢被清除。但在月经期，由于大量的经血冲淡了阴道的酸性环境，降低了清除细菌的能力，同时经血中又有丰富的营养物质，导致细菌大量繁殖。

另一方面，月经期子宫内膜脱落形成了创伤面，子宫口也处于微张的状态，使细菌容易穿过子宫颈进入子宫腔，引起阴道炎、盆腔炎、子宫炎等。

有人说：使用避孕套不就解决问题了吗？但是，如何保证这样做不会带入细菌呢？经期性交还有一个更严重的问题：平时同房，丈夫的精子不会与妻子血液中具有免疫功能的细胞接触。而在经期，精子很容易与血液细胞相遇。那些具有免疫功能的细胞，往往会产生抗精子的抗体。这种抗体可以存在于妻子的宫颈黏液和血清中，当精子再次到来时，会激发机体产生排斥反应，从而影响精子和卵子的结合。同时，抗精子的抗体会使精子的活力降低，甚至将进入子宫腔的精子杀死。引起医学上的免疫性不孕。

●哪些人应该更关注遗传病

夫妻中一方或其直系亲属有某种遗传病或先天畸形的。

长期接触不良环境因素的。

生长发育迟缓或原因不清的智力低下者。

性器官发育异常和原发闭经、继发闭经的女性。

35岁以上的高龄妇女。

●影响精子质量的日常用品

现代社会给我们提供了许多有利于身体健康的生活条件，但同时也带来了许多有害的因素。在我们的日常用品中，经常出现邻苯二甲酸酯这种化学物质。德国专家指出，全球男性在过去几十年发生精子数量减少的情况，都与邻苯二甲酸酯有关。为什么这种物质会影响男性的精子数量呢？

邻苯二甲酸酯是一种能起到软化作用的化学品，被广泛地运用在食品包装、医用血袋和胶管、清洁剂、乙烯地板等我们很容易能接触到的日常用品中。它能干扰人体的内分泌系统，使男性的精子数量减少、活力降低，精子形态出现异常。严重时，甚至导致睾丸癌。对女性来说，邻苯二甲酸酯是患乳腺癌的诱因，更会威胁到新生男婴的生殖系统发育。因此，在孕前准备期，要格外小心这种化学物质。

●生男生女

生男孩还是生女孩，不可能由夫妻的主观愿望决定，更不是上天早已安排好的宿命。它是由多种因素综合作用的结果。

科学家发现，卵子所含染色体的状况、大小都很均衡；精子中所含的染色体里有一对不均衡。人体细胞的染色体共有23对，其中22对为常染色体，一对为性染色体。性染色体分两种：X染色体和Y染色体。女性的那一对性染色体是两条形态、大小一样的XX染色体，而男性的那对性染色体有一条为X染色体，另一条是Y染色体。

一个受精卵发育成男孩还是女孩，取决于那个精子所含的染色体。也就是说，女性的性染色体是XX，只能是一种卵子，男性的性染色体是XY，可以形成X精子或Y精子两种精子。当X精子与卵子结合时，形成的就是含XX染色体的受精卵，新生儿为女孩；如果Y精子与卵子结合，形成的便是含XY染色体的受精卵，新生儿为男孩。

在男性射出的精液中，含有Y染色体的精子比含有X染色体的精子数量多出一倍，但在实际中，男孩的数量并不比女孩多。这又是什么原因呢？

科学家的进一步研究发现，含有X染色体的精子和含有Y染色体的精子在酸性环境或碱性环境中的活力是不同的。在酸性环境中，X精子和Y精子的活力都弱，但Y精子的活力相对更弱一些;在碱性环境中,X精子和Y精子活力都强,但Y精子的活力相对更强些。

阴道的分泌物呈酸性,子宫颈的分泌物呈碱性。所以在性生活中,精子所处的酸碱环境是形成男孩还是女孩的重要原因。

民间有种说法:夫妻都能达到性高潮时,容易生出男孩。现在看来是有一定科学道理的。女性在性高潮时,子宫颈管会分泌出大量的强碱性液体,使阴道环境由酸性逐渐变成碱性,有利于Y精子与卵子结合。反之,就有利于X精子与卵子结合。

但这只是影响性别的一个因素。比如,不同女性阴道的酸性程度是因人而异的,不是每一位女性都能借助性高潮把阴道环境变成碱性,如果女性阴道内部酸度过高,即使达到高潮,中和后可能还是以酸性为主。

另外,平时女性的阴道呈酸性,在接近排卵日时,碱性开始增强。在排卵日的前两天,子宫颈管还没有分泌碱性黏液,这时阴道的环境还是酸性,X精子比Y精子活力强些。在排卵日当天,子宫颈管排出的强碱性黏液开始使阴道碱性升高,这时Y精子比X精子活力强些。

要想使X精子与卵子结合,就要在排卵日前两天进行房事,因为这时阴道内的酸性度较高;想要Y精子与卵子结合,就要选择排卵日进行房事,并要在排卵日之前的一周里禁欲。

下面再介绍几种影响生男生女的因素：

（1）空气污染越重，生女孩的几率也就越大。

美国医学专家对大气污染、烟雾以及农业生产中使用的有害物质与婴儿的性别进行了对比研究。发现污染重的地区，男孩的数量明显减少，女孩数量增多。于是，他们又在世界各地对这种现象进行了验证，结果还是这样。

专家对1990~2007年的统计资料进行了分析。在空气污染重的地区，女婴数占同一时期婴儿总数的59.3%，在空气污染低的地区，男婴却占到了52.1%。在正常情况下，男婴数量大约占总数的51%，女婴数量大约占总数的49%。由于男婴的死亡率相对高些，所以，男孩与女孩的数量大致相等。

出现这种现象的原因是携带Y染色体的精子对空气中的化学物质很敏感，导致Y精子的死亡率增加。

进一步研究表明：焚烧垃圾、汽车尾气、工业废气以及农业生产中使用的有害物质，都会导致女婴多于男婴。其中农业生产中的有害物质影响最突出。

（2）气温高，男孩多。

"热天容易怀男孩，冷天容易怀女孩"这是古希腊人的说法。

现在，法国专家证实，受孕期的气温对胎儿性别确实有影响。他们首先对鼠和兔子进行了研究，发现动物的性别与受精时的环境温度有密切的关联性。后来他们对1950~2005年间人类的出生记录进行了整理分析。发现4~6月是男孩出生最多的月份，10月则是男孩出生最少的月份。他们进一步得出结论：受精卵结合前一个月的环境温度，是影响婴儿性别的重要因素。

因此，可以得出结论：较高气温对X染色体不利，所以容易形成男孩，低温对Y染色体不利，所以容易形成女孩。也有人认为，气温越高，做爱的欲望越强。而Y精子游得比X精子快，X精子比Y精子强壮。在性生活频繁的情况下，Y精子进入卵子的几率就大；在性生活减少的情况下，X精子进入卵子的可能性就大。

（3）生男生女也与职业有关。

美国的专家发现，从事工程师、会计等职业的女性，生男孩的概率大增；而从事护士、教师等职业的女性，生女孩的可能性就大。他们统计了75000人的情况，发现，从事男性化职业（工程师、会计等）的妇女，生男生女的比例为137：100，而从事女性化职业（如护士）的妇女，这一比例为100：141。

专家认为，从事男性化职业的女性，其子宫内的睾丸激素含量会提高，因为这些职业需要准确性和独立性，这会使女性自信自强，生男孩的概率也就大。这种现象也说明心理与身体是统一的整体。

（4）生男生女与血糖的关系。

日本医学专家发现：女性体内的血糖水平会影响胎儿的性别。他们是从研究哺乳动物开始的，他们让一组兔子服用地塞米松，从而使其血糖从6.13毫摩尔降到5.06毫摩尔。结果，兔子的幼崽有37%是雄性，而对照组的兔子有51%是雄性。

这就意味着女性的饮食结构可能影响胎儿的性别。于是，研究人员对1500名妇女进行了调查，在排除其他干扰因素之后，在身体状况正常的情况下，血糖水平较高的女性中，生男孩的占65%。这说明，血糖水平升高会导致女性体内出现有利于Y精子的子宫环境。

（5）生活方式也影响生男生女。

英国医学专家通过对12000名孕妇的研究，得出了如下结论：如果在受孕前，夫妻一直生活在一起，生男孩的概率比独居妇女生男孩的概率高出17%。也就是说，丈夫如果陪伴在妻子的身边就容易生男孩。这说明，生活方式也是影响后代性别的一个因素。

早在19世纪，就已经发现非婚生子女中男性比例较低。现在，对非洲地区一夫多妻的婚姻的调查也发现，生男孩的比例比较低。在最近几十年，西方发达国家出现的男婴出生比例明显下降的时期，正是单身母亲的高发期。

（6）亚健康状态容易生女婴。

最近，我国医学专家发现，丈夫的身体素质与胎儿的性别之间存在着关联性。

统计数字显示，那些身心健康、工作压力小的男性，他们的后代男婴较多；反之，那些由于生活工作压力太大，出现亚健康状态的男性，他们的后代女婴较多。

专家解释说：男性的体质状态与精子的生存状态是相关联的。Y精子虽然敏捷、游得快，但寿命短、较脆弱，对环境的适应能力差。丈夫如果在妻子受孕前经常加班、熬夜、烟酒无度，就会导致身体状态欠佳，进而出现Y精子折损的现象，或无力游向卵子。这时，那些耐力持久、寿命更长的X精子必然获胜。因此，准爸爸在极度疲劳的状态下易生女婴，身心状态极佳的准爸爸就准备抱儿子吧。

●有氧运动

现在年轻人工作学习压力大、运动量少、身体素质差的情况很普遍。这对优生很不利。有氧运动作为简便易行、安全有效的健身方式，很适合孕前准备期的年轻朋友。这种运动以充足的氧气交换带动全身各器官的活跃，能为生下健康的宝宝打下良好的基础。

有氧运动的创始人是美国的医学专家库珀。他认为，大运动量的健身运动有可能会慢慢损伤人的身体，如果采取每周3~5次、每次30~60分钟的适度运动，不但会强身健体，还会有效降低患心脑血管疾病和患癌症的风险，甚至祛除生育系统的疾病。

有氧运动是指人在氧气新鲜充足的情况下进行的体育锻炼，即在运动过程中，人体吸入的氧气量和身体的需求量相等，从而达到一种生理上的平衡。衡量有氧运动的标准是心率。心率保持在大约每分150次为宜。因为这种情况下，血液可以供给心肌足够的氧气。这种运动的特点是强度适中、有节奏、持续的时间长。

在运动时，因为肌肉收缩需要大量的氧气和养分，心脏压送出的血液量会比不锻炼时多许多，肺部的收张程度也加大。当运动的时间较长时，肌肉也就长时间收缩，而心肺就不断地大量供应氧气给它，肌肉中的垃圾就可以被运走。在持续性的需求中，心肺提高了耐力，也改善了身体的血液供应。

所以，有氧运动是解决现代人身体素质降低的最好办法。例如，有氧运动能有效地降低血脂水平，增加肺活量，控制高血压，调理脂肪代谢，防止动脉硬化。

●用运动来调理经血

痛经是一种很常见的妇科疾病，一般是由于七情所伤、身体虚弱所导致的。特征是气血运行不畅，宫经血流受阻，不通则痛。也可能是因为子宫发育不良等因素造成的。无论是什么原因造成的痛经，对优生都是很不利的。可以用下面的方法来改善生理功能。

1. 调和冲任法

全身放松坐好，双眼慢慢闭合，调匀呼吸，排除杂念；双手重叠，右手在里，左手在外，掌心对着身体。劳宫穴对准肚脐，轻放在脐上。用意念和呼吸引导内气。吸气时，收腹提肛，并带动会阴紧缩上提，同时意念由会阴引气达到丹田；呼气时肛门与小腹放松。如此一呼一吸，练10分钟。初练时用意念配合呼吸导引气息，待熟练后，就只用意念导引。收势时，导气归下丹田，稍停，两目慢慢睁开，两手搓热，轻轻擦面5~7次，再起身活动。

2. 揉腹壮丹法

仰卧床上，双脚脚跟相对，双手平伸。手掌向上，意念聚于掌心，吸气，待有沉重感或温热感后，两掌分别放在上腹部剑突两侧，指尖向下。然后双手沿腹中线，往下推至耻骨，同时呼气。自耻骨后分左右，沿腹股沟向上至起点，同时吸气。一上一下为一次，做18次。再将手分左右，沿腹股沟下推至耻骨，同时呼气，再由耻骨沿腹中线至起点，同时吸气，做18次。再将双手重叠，右手在下，往里按时呼气，抬起时吸气，自腹上部，沿中线至耻骨，依次做18次。双手放在腹部两侧，沿腹股沟往下，推至耻骨，同时吸气；由耻骨返回起点，同时吸气，做18次。然后双手分放在腹侧，沿腹股沟往下逐渐按压至耻骨。按时呼，抬起吸，做9次。双手按压关元穴18次，意守丹田片刻即可。

●性病

性病即性的传播疾病，是以性接触为主要传播方式的传染病。被世界卫生组织列为性传播疾病的病种很多，包括阴道滴虫病、阴虱病、细菌性阴道病、疥疮等二十余种。我国只将梅毒、淋病、非淋菌性尿道炎、尖锐湿疣、生殖器疱疹、软下疳、艾滋病七种列入国家性病监测范围。

性病的传染，虽然主要是以性接触为途径。但也有其他的传染方式。例如，与患者在生活中密切接触，使用患者感染过的、未经严格消毒的浴巾、内裤、手术器件，输入患者的血液等，都会导致性病的传播。

一般来说，游泳不会传染性病。夏天如果处在患者久待的地方，也有可能被传染。

通过性接触患性病的占绝大多数，约95%。所以婚外性行为一定要杜绝。另外，在性生活中要注意卫生，养成同房前洗澡的好习惯，如果没有条件洗澡也要清洗生殖器及周围局部。清洗时使用带有消毒作用的洗浴液。杜绝使用公共注射器、检查器件等。

另外，不能仅凭症状来确定是否得了性病。以淋病为例，男性得了淋病后，病症是很明显的：尿道口出现大量黄色脓性分泌物。而女性得了淋病，其中一半病人没有任何症状，有的虽然出现白带增多、色黄等症状，但这些症状是许多妇科疾病都有的，很容易被忽视。再如生殖器疱疹，男性外生殖器的疼痛性水疱容易被察觉，而女性的生殖器疱疹可能会发生在宫颈黏膜，仅仅表现为有黏液脓性分泌物流出，也常常被忽视。很多患梅毒的女性处于潜伏期，常在分娩时传给胎儿以后才查出母亲患了性病。许多感染艾滋病的病人在潜伏期也没有任何症状，但他（她）同样可以传染给他人。因此，是否得性病，不能仅凭症状来判断。

淋病是发病率最高的性病。淋病病菌主要通过性交传染。一次性交，女患者传染给男性的几率是20%，男性患者传染给女性的几率是90%。不洁净的性生活或接触淋病患者不洁的衣裤、被褥、毛巾等，2~10天就可能发病。

在自然流产中，淋病导致的流产占32%。怀孕中晚期感染淋病后容易发展成播散性淋菌感染，引起羊膜腔内感染、羊膜早破、早产等，病情严重的可能发生产后败血症，危及母子安全。

生殖器疱疹是由单纯性疱疹病毒引起的。这种病毒离开人体不能长期存活，必须依靠人体的直接接触才能传播。病毒经皮肤、黏液破损处进入人体内，然后通过血液循环扩散。这种病毒容易侵犯15~30岁的年轻人，生殖器疱疹的潜伏期为4~7天，发病初期生殖器有不同程度的烧灼感，继而出现红斑或丘疹，分泌物较多，也可能有疼痛、刺麻感。女性发于外阴、大小阴唇、阴蒂、阴阜、宫颈、阴道等处；男性发于阴茎体、龟头、冠状沟、包皮等处。严重者可能伴随全身不适，如发热、头痛、乏力或双侧腹股沟淋巴结肿大。两性关系混乱者发病率最高。

非淋菌性尿道炎是指由沙眼衣原体、尿素分解支原体等引起的尿道炎。是我国最常见的性传播疾病之一，它可以和淋病同时存在，多发于中青年性旺盛期。它的潜伏期是7~21天。女性患者感染的部位主要是子宫颈，很难通过症状察觉。男性通常可以通过症状判断，表现为尿道刺痒、轻重不等的尿痛及烧灼感。所以，如果丈夫表现出症状，妻子也应去检查。

尖锐湿疣是由人乳头瘤病毒感染而引起的性病。多发生在年轻人中间。此病毒在温暖潮湿的环境中特别容易繁殖。男女两性的外生殖器是最易感染的部位。直接的性接触是最主要的传染渠道。潜伏期是2周至8个月。尖锐湿疣多发于外生殖器，但在腋窝、脐、乳房、口腔、咽喉等部位也可能发生。

另外，尖锐湿疣与恶性肿瘤有一定的关联，外阴、阴茎的尖锐湿疣可以转化为鳞状细胞癌。因此，及时发现并治疗此病很重要。

梅毒是由苍白螺旋体引起的性传播疾病。90%以上的梅毒患者是由性接触感染的。在感染后一年没有经过治疗的最具传染性。感染梅毒的孕妇通过胎盘使胎儿患病。少数患者是通过与患者接吻、医疗器件检查、哺乳甚至握手而被感染的。

梅毒可以侵犯人体的任何器官，产生多种症状。不同时期的梅毒症状也不一样，通常将梅毒划分为三个时期：一期梅毒，性交后10~90天发病，女性的主要特点是，外阴部出现无痛性下疳（下疳是指边缘参差不齐且中心下陷的溃疡面，质地硬叫硬下疳，质地软叫软下疳）。硬下疳消退后6~8周进入二期梅毒，这时的苍白螺旋体已通过血液循环扩散到几乎全身各个器官，出现全身性梅毒疹。二期梅毒是梅毒病程中最活跃的阶段，传染性最强。

二期梅毒的病变主要发生在皮肤黏膜，出现皮疹，也可伴发皮肤附件损害（例如脱发）。皮疹的形态多种多样，呈对称分布，一般不痒或偶有微痒，不痛。另外，二期梅毒还能引起口腔、咽喉、生殖器等部位黏膜的损伤。

三期梅毒又称晚期梅毒，病变除损害皮肤黏膜外，还能侵害神经系统、心血管以及内脏、骨骼等，导致晚期心血管梅毒、骨梅毒、眼梅毒以及麻痹性痴呆、脑膜血管梅毒。病情严重者可危及生命。三期梅毒多发生在感染后两年以上，病程慢，可持续10~30年。

艾滋病病毒感染者在潜伏期没有任何症状，部分人在感染早期可能出现发烧、头晕、无力、咽痛、关节疼痛、皮疹、腹泻等症状，但这些症状持续1~2周后会消失，此后病人转入无症状的潜伏期。潜伏期病人的血液中有艾滋病病毒，血清艾滋病病毒抗体检测呈阳性，传染性强。

艾滋病的平均潜伏期为7~10年。处于潜伏期的人也有传染性。在漫长的潜伏期中，艾滋病病毒始终在慢慢地破坏患者的全身免疫系统。当患者的免疫功能不能维持最低的防御时，对正常人不会引发疾病的病原体便会使患者发生感染，引起病变，一些恶性肿瘤也因患者抵抗力差而产生。

艾滋病的症状：

一般症状是发烧、虚弱、盗汗、全身浅表淋巴结肿大、体重快速下降。

呼吸系统的症状是长期咳嗽、胸痛、呼吸困难，严重时痰中带血。

消化系统的症状是食欲低下、恶心、呕吐、腹泻，严重时便血。

神经系统症状是头晕、头痛、反应迟钝、智力减退、精神异常、抽风、偏瘫、痴呆等。

皮肤和黏膜受的损害是弥漫性丘疹、带状疱疹、口腔和咽喉黏膜炎症及溃烂。

可出现多种恶性肿瘤。

一个人要想诊断自己是否被艾滋病病毒感染，一定要进行后续的复查。因为被感染后，三个月之内，往往是毫无症状，而且血液中也可能查不出病毒抗体。所以，应在三个月后进行复查。

● 体内毒素来源

空气：主要是一氧化碳、二氧化硫及可吸入的灰尘颗粒，如汽车尾气、燃烧不充分的煤炭及垃圾等。

水：我们饮用的自来水虽然经过了消毒处理，但处理的过程难以把所有的毒素清除干净。瓶装水在储备、运输的过程中，会产生新的污染。各种毒素、病原微生物及放射性物质，都会随着饮用水进入我们的身体。

居室：据权威部门调查，室内空气中的有害物质有时会比室外高出几十倍。而我们处于室内的时间最长，居室通风不良、装修污染、电磁辐射等都会损害我们的身体。

药物：长期服用药物，必然会在体内留下有毒物质。俗话说：是药三分毒。所以，我们要保持健康，最好的途径是养生加运动。

自己的身体：新陈代谢会产生一些毒素。另外人在悲伤、恐惧等不良情绪下，体内产生的毒素就格外多。这一点要提醒孕前准备期的朋友们注意。

食物：随着环境的污染，食物也难逃厄运。吃下去的带有毒素的食物会在我们的体内积蓄，从而伤害我们的身体。一般来说，购买有机食品、绿色食品相对安全些。自家制作比购买现成食品安全，越是经过深加工的食品越不安全。

● 食疗排毒

现在社会上流行购买昂贵的排毒产品。医学专家认为，最好在日常生活中巧妙利用具有排毒功能的天然食品排毒，效果更好，也更安全。下面介绍的食物排毒方法，一定要结合自身体质，选择合适的食物。

蔬菜水果排毒：鲜果汁和新鲜蔬菜汁是天然的人体"清洁剂"。它们能清除体内大部分毒素和垃圾。当一定量的蔬果汁进入我们的消化系统后，会使血液呈现弱碱性，将积蓄在细胞中的毒素溶解，再通过排泄系统排出体外。

在日常生活中，也可以用炖、炒的方法，选用新鲜的蔬菜做出各种佳肴，但搭配要讲究。下面介绍一些蔬菜的搭配方法。

冬瓜500克，番茄2个。加调味品焖煮2分钟即可。此菜有美容减肥的功效。

凉拌萝卜加白醋、糖。

芦荟叶1片，番茄2个，蜂蜜、白糖适量。把芦荟的刺和表皮去除，凉拌即可。是降暑佳品。

芹菜500克，红辣椒2个，熟芝麻、花椒油适量。凉拌前，要把芹菜用开水焯一下。有清热降压、净血、祛血脂、镇静、调经、健胃的功效。

竹笋200克，红枣6个，水发木耳100克，番茄酱100克，胡萝卜20克，芹菜1棵、青豆50克。将竹笋、胡萝卜、芹菜用开水焯后滤干水分。把竹笋用花生油略炒后待用。用油把水发木耳、竹笋、胡萝卜和枣炒熟，之后加入白糖、番茄酱、盐等调味品一起翻炒后即可。有宁心健脑、增强食欲、消炎排毒等功效。严重肾炎、尿道结石、慢性肠炎者慎用。

苦瓜250克，香油5克，盐3克，味精3克。将苦瓜放入沸水至7成熟，加上述辅料拌匀即可。功效：解疲劳、清心明目、益气壮阳。

新鲜香椿50克，盐、味精、陈醋、酱油、芝麻油各2克，过油辣椒3克，白糖4克。将香椿用开水焯后凉凉，与其他调料拌匀即可。有提高免疫力的功效。

青葱500克，芝麻酱2大匙，果糖1/3匙。水煮沸时，加适量盐和几滴菜油，下葱段烫热后，将其他调料淋在葱上即可。功效：清肝健胃、止咳化痰、促进消化、解毒。

动物血排毒：现代医学证实，猪血中的血浆蛋白通过人的胃酸和消化酶分解后，能生成一种解毒和润肠的物质，可以使肠道内的粉尘、有害金属发生化学反应，生成不易被身体吸收的废物排出体外，所以猪血具有除尘、清肠、通便的功效。

菌类食物排毒：菌类食物中，最具排毒价值的是木耳。它具有很强的清洁血液、解毒的功效。其次是蘑菇，能促进体内毒素排泄、保证机体正常代谢的功能。

海藻类食物排毒：要抵御放射物对身体的损害，应该首选海带、紫菜。由于海藻类食物所含的膳食纤维能促进体内放射性物质随大便排出体外，所以，常吃海带、紫菜可以有效降低放射性物质的侵害程度。

茶叶排毒：常喝有机茶有较好的解毒作用，现代医学认为，茶叶能加快体内毒素的排泄。是因为它在茶多酚、多糖和维生素C的共同作用下，促使毒素排泄。

无花果排毒：无花果被认为是排毒的高手，因为无花果在肠道内具有很强的吸附毒素的能力，然后随粪便直接排出体外。无花果还能促进有益菌的繁殖，抑制血糖上升，维护正常的胆固醇含量。

萝卜排毒：我国民间早就有关于萝卜的谚语："萝卜就茶，气得大夫满地爬"，"冬吃萝卜夏吃姜，不劳医生开药方。"萝卜是良好的排毒食品。它含有大量的果胶，能够与体内的重金属结合，有效地降低了血液中重金属的含量，加速体内毒素的排出。

运动出汗排毒法：汗液能带出体内的毒素，这是不争的事实。据报道，德国艾伦斯特博士采集了马拉松运动员的汗水，分析其成分，结果发现汗水中含有大量的重金属元素。

所以出汗的排毒效果是极佳的。但通过泡热水澡、插电褥子、盖厚被子等方法使身体出汗，不适合孕前准备期的人。所以，要想通过出汗排毒，最好用运动出汗的办法，也可以多穿些衣服加快出汗。

按摩排毒法：也可以称为按摩通便排毒疗法。原理是借用按摩疏畅气血，增强消化系统功能，促进新陈代谢，通畅大便。如果坚持早晚各一次，将收到良好的效果。方法及要点是：手法要轻，按摩前要排空小便，过饥过饱时不做，全身肌肉放松，把注意力集中在肛门部位。两手摩擦至发热，左手放在右手手背上，右手掌放在上腹心窝上，先由左向右旋转按摩15次，然后在下腹部按同样的方法按摩；做完后，再由心窝处向下推直到耻骨联合处，做20次左右。

深呼吸排毒法：进行深呼吸，可以排除肺内的浊气。选择空气新鲜的场所，深吸气时，要使腹部先膨胀，然后连带胸部膨胀，到达极限后，屏气几秒钟，逐渐呼出气体；呼气时，先收缩胸部，再连带腹部收缩尽量排净肺内气体。反复进行。也可以用主动咳嗽帮助排气。

饮竹盐水排毒法：身体内堆积的垃圾可能粘在一起，从而加重肾脏负担。每天早晚两次饮用竹盐水，能够有效地稀释粘在一起的垃圾，排毒效果远大于饮用白开水。这是一种效果极佳的排毒方法。如果选用白开水排毒，平时就不要等到口渴时才喝水，要经常喝、慢慢喝，这样也能起到排毒的作用。

●胎儿在母体中各阶段的发育情况

第一个月：胎儿的长度不足1厘米，但已出现心脏的形状，四肢也开始萌芽。

第二个月：胎儿的面部、四肢、耳朵、眼睛已见雏形，骨骼也开始萌芽，内脏器官也开始逐渐形成。

第三个月：胎儿体长已接近3厘米，嘴、鼻开始成形，这时的手指、脚趾开始能看出形状。体内各个器官进一步发育。

第四个月：胎儿开始能活动了，同时有了吃奶的动作。

第五个月：胎儿体内的神经系统已成形。这一阶段母亲的心态、气场对胎儿的影响很大。孕妇的幸福感是胎儿最好的发育环境。从各方面为胎儿提供良好的环境是准妈妈的责任。

第六个月：胎儿肺部的活动明显加强。

第七个月：胎儿的整体活动能力进一步加强，并且出现规律性的活动。

第八个月：胎儿的体重增速加大，这个阶段，胎儿能对母亲的喜怒哀乐等情绪变化以及外界刺激做出反应。

第九个月：胎儿的皮肤开始变得光滑，免疫系统形成。

●各种秉性的人健康状况的三种形态

看完这部分内容，你会领悟到"如果我们是健康的，那么我们就是道德的"这句话的深刻含义。希望大家学会调理自己的身心，成为健康的人。

1. 完美主义的改革型

健康状态：勤奋并具有坚定的个人信念，是非感强烈，理性地做事是他们内心的渴望，自我约束，行为成熟，能包容他人又坚持自己的原则，把正义和真理看作是首要的价值观，有责任感，是人们常说的正人君子，他们在最佳的状态下，具有超群的智慧，正视现实，是先天的现实主义者，为人处世面面俱到，善纳良言，人情味浓，乐观。

一般状态：产生不满现状的情绪，志气高远的理想主义开始活跃，常觉得推进每件事是自己义不容辞的责任，想成为改革家、批评家、鼓动家；忠于事业，知道事情"应当"怎样，担心犯错，希望一切事都要符合自己的理想，坚守规则，但不近人情，好自我批评也爱批评他人，吹毛求疵，完美主义性情凸显。

不健康状态：变得极其教条，自以为是，没了灵活性，缺少包容心，独断专行，觉得只有他们知道真理，挑别人毛病成了乐趣，抓住别人的错误就不放，行为自相矛盾，一面伪善地说教，一面自己却反其道而行之；有神经崩溃的危险。

2. 乐于助人的给予型

健康状态：他们富有同情心，关心别人的需求，开朗热情，和善，重感情，宽容，真诚，很会鼓励、欣赏他人，能做到全心全意地付出，并认为帮助他人是活在世上最有价值的行为。最佳状态时，他们贯彻无私、谦卑和利他主义的原则，我们会感受到他们的那种宽厚仁慈。

一般状态：为了接近他人，热衷于设法活跃气氛，显得过分热情、友善，感情过于外露，对他人表现出一种诱惑性的关注，赞赏、迎合，甚至献媚他人；喜欢高谈阔论，尤其喜欢卖弄自己的爱和人缘，因此总爱以爱和关心的名义介入、干涉他人，想成为他人的依靠并期待着回报，总是不自觉地传达着模糊的信息；他们喜欢粉饰，充满占有欲，看似一切为他人着想、富有牺牲精神、待人和善，其实是为了满足自己的现实需要，逐渐变得自以为是和自我满足，觉得自己是必不可少的，盛气凌人。

不健康状态：开始出现损人利己的行为，通过让别人觉得亏欠自己而向他人灌输内疚感；他们乱用美食去笼络感情和博取同情，也用贬低的态度对待他人，而面对自己的动机，他们自我欺骗，其行为极度自私和具有攻击性，觉得从他人那里索取任何东西都是名正言顺的，觉得自己的怨恨和愤怒都是有理由的，通过打击别人、给别人找麻烦来开脱自己，这种心态必然会导致慢性疾病。

3. 成就事业的实干型

健康状态：自信，精力旺盛；相信自己和自己的价值，适应性强，能调整自我，有魅力，有提升自己的野心并会产生许多实现自我的好主意；目标明确，热情洋溢，具有持久力。注重内心、追求真实并承认个人的局限性，能安心过力所能及的生活，并能时常表现出幽默感和孩子般的天真，性情温和，慈悲为怀。

一般状态：很在意自己在众人心中的形象。能很好地完成工作，好胜心强烈并且有排他性，感到只有追逐名利才能使自己心安。在平和的外表下，意识失去了与内心情感的联系。希望在别人的眼中树立起比实际的自我更好的形象。开始自恋并趾高气扬、自吹自擂、爱出风头，喜欢用自大和鄙视来平衡对他人的嫉妒。

不健康状态：害怕失败，害怕被别人看低，出现歪曲事实的心理，不讲原则，嫉妒他人，爱利用他人，有投机性，开始把说谎不当一回事，对他人产生敌意并产生报复心理，无情无义，想毁掉自己得不到的东西，严重时有谋杀的病态倾向。

4. 个人主义的浪漫型

健康状态：自我意识强，喜欢内省，热衷于寻找自我，对自我和他人敏感，富有洞察力，温和大方，机智老练，有同情心；极度个人化，忠于自己的感情，善于表露自我，情感诚实，有人情味，对自我和生活有解嘲的态度；严肃而有趣，敏感又热情奔放。在最佳状态时，他们富有创造力，很善于表达普遍性的感情，能把所有的经验转变成有价值的东西，自我升华。

一般状态：对生活怀有一种艺术的、浪漫的想往，喜欢创造具有美感的、舒适的环境，渴望着百分之百完美的伴侣，自我陶醉，多愁善感，容易害羞，自我意识过强，性情善变、抑郁，显得难以接近；他们觉得自己和别人不一样，不愿像别人那样生活，他们是梦想家；生活在幻想的世界中；自我怜悯和嫉妒他人使他们容易陷入一种自我放纵中，慢慢变得不切实际，总在等待一个解救者。

不健康状态：当梦想破灭时，他们会变得自闭、沮丧、自我轻视、自我责难；觉得自己回天无力，以退缩来保护自我形象，不断花时间整理自己的感情；他们痛苦异常，会迁怒于他人，甚至对愿意帮助他的人敬而远之，失望、无助、自残，滥用酒精或药物来逃避现实，极端时可能因精神崩溃而自杀。

5. 探索未知的观察型

健康状态：他们具有非凡的感知力和洞察力，在他们探求的目光下没有任何东西能逃出他们的注意，有远见卓识，能完全投入到自己注意的事情中并能深刻领会，对知识的浓厚兴趣常能使他们成为某一方面的专家，具有原创能力，特立独行、风趣。在最佳状态下，他们极富想象力，心胸开阔，具有全局观念，有清晰的语境意识，无论做事还是认知事物都能找到全新的办法。

一般状态：他们在行动之前要先把一切概念化，也就是说先进行条理化想象，设计、准备和收集信息；他们好学、有技能，当他们致力于复杂概念或想象时，会变得越来越远离尘世，不关心现实，容易脱离实际，好高骛远；他们高度紧张兴奋，对那些与自己内心世界、理想格格不入的东西采取敌对态度，变得粗鲁和极具挑衅性，故意采取极端和激进的做法，愤世嫉俗，好争辩。

不健康状态：完全脱离现实，排斥现实，进入虚无主义的境界；产生一些具有威胁性且恐怖的强迫性观念，成为夸大扭曲的牺牲品；他们想要遗忘一切，有自杀的念头，精神出现异常、分裂的倾向。

6. 依赖同盟的忠诚型

健康状态：能忠于他人，认同他人，坚定、满怀热情、有爱心，是值得别人信任的，很容易与他人结成同盟；对发自内心喜欢的事情愿意奉献一切，责任心强；有远见卓识和良好的组织能力，是先天解决问题的好手，勤奋、有恒心，能在自己的生活环境中营造出稳定和安全，并使他人有合作精神。最佳状态时，能自我肯定，很信赖自己和他人，具有足够的勇气和正面的思想，领导力和自我表现能力很强。

一般状态：他们把时间精力投入到自己深信的事务中，有组织能力，期待有权威来保障安全与稳定，向他人做出许多承诺，并期待回报，一直保持着很强的警惕性；提前预测会出现的问题，抵制别人对自己提出太多的要求，会以消极或攻击的方式对这些要求做出反应；做事优柔寡断、谨小慎微、模棱两可；有时自我怀疑，同时常怀疑他人的动机，敏感、焦虑、抱怨、发出自相矛盾的"混乱信号"，进而变得好斗、卑鄙、尖酸刻薄、防范心强烈，把人分成朋友与敌人，寻找威胁自己安全的人，独裁、偏激。

不健康状态：他们变得极端依赖他人和自我贬低，同时具有强烈的自卑感，唯命是从，有受虐倾向，觉得他人总在算计自己；行为鲁莽，以非理性的方式表现出自己的恐惧、妄想、暴力；逃避惩罚，有自杀倾向。

7. 生机勃勃的热情型

健康状态：反应能力极其敏锐，容易兴奋，对感性和经验性的东西充满热情，觉得世间的一切都生机勃勃，他们充满活力、亲切、自然、快乐，容易取得成功，能同时做好许多事情；为人务实、效率高、兴趣广泛。最佳状态时，具有包容心、感恩心，敬畏生命，对精神的东西、对人间的善有强烈的亲近感。

一般状态：好奇心强，具有世俗的智慧，在新事物与经验中自得其乐，愿意追寻新潮流；他们好动，不能对自己说"不"，心性不定，做事说话随心所欲，唠叨、夸大其词，喜欢说俏皮话、善表演；害怕枯燥的生活，对高消费的生活兴趣浓；过度放纵，以自我为中心、贪婪、不知足，不断地要求和索取，却总是不满意；粗鲁无礼，心肠硬，感觉迟钝。

不健康状态：为了满足自己的需求而不惜侵犯他人，好冲动、幼稚，酗酒吸毒对他们很有吸引力，他们逃避自我，不善于处理焦虑感和挫折，心情飘忽不定，行为随心所欲甚至疯狂，最后使他们的能量和健康完全耗尽，导致幽闭恐惧、惊慌失措，甚至自杀。

8. 自信坚强的挑战型

健康状态：他们重视彰显自我，自信、坚强；对所需要和渴望的东西绝不轻言放弃；足智多谋，具有决断力、有权威性、喜欢支配他人；富有开拓性，喜欢生事，喜欢充当供养者、保护他人、受人尊敬、能给他人带来力量。最佳状态时，能很好地自我约束，宽宏大量、仁慈、忍让，能主动屈服于更高的权威；他们有胆识，可以成为真正的英雄和伟人。

一般状态：他们能自给自足，经济独立，最想拥有大量的财产；是实干家，操盘手，彻底的个人主义者，不迁就自己的情感需求，以老板自居，自己的话就是法律，喜欢自吹自擂、强势、喜欢扩张，不把他人看作是平等的人，极其好斗，勇往直前，把做事情当作是对意志力的考验，通过威胁和报复获取别人的服从。

不健康状态：无情无义，信奉"强权即是真理"，没有犯罪感，不讲道理，有潜在的暴力倾向，对自己的权力产生一种妄想型的观念，自大，有反社会的倾向。

9. 和平主义的调停型

健康状态：感受事物深刻，受人欢迎，不忸怩作态、情绪稳定、开朗，信任自我和他人，天真单纯，有耐心、好脾气；有想象力和创造力，擅长营造氛围进行沟通；乐观，很会帮助别人缓和情绪，使群体和谐融洽，是出色的调停者、总结者和交流者。最佳状态时自制、自律、自足，镇定自若，能形成深厚的人际关系，活力十足，警觉性高，对他人和自我有戒备心理。

一般状态：他们谦卑、和善、把他人理想化，顺应环境，避免冲突，有自己的一套人生哲学，能很快平复内心的焦虑，可以为他人默默地做事；他们不善应对，逃避问题，得过且过，消极被动，自由散漫，不反省，粗心大意，喜欢冥想，情绪不活跃，有些冷漠；开始粉饰自己，抱有宿命论观念、隐忍却顽固不化；喜欢做白日梦，等待问题奇迹般地得到解决。

不健康状态：太过压抑，远离一切冲突，极其不负责任，麻木，完全丧失个性；他们严重缺乏方向感，常常感到紧张，自暴自弃，可能变成多重人格。

文化背景与优生的相关思考

许多有识之士对现代社会极力推崇的"竞争文化"进行了反思,这种极端化的竞争意识,对社会的良性发展不是好兆头。因为过度的竞争是造成人群大面积亚健康的主要因素。虽然它推动了社会在短期内的迅速转型,打破了禁锢发展的惯性,但要是以人群普遍的亚健康为代价,将得不偿失。特别是这种亚健康对繁衍优秀的下一代,将造成越来越严重的后果。

世界潮流浩浩荡荡,顺之者昌、逆之者亡。中华民族要立于世界民族之林,必须自信地迎接近乎于残酷的竞争。建立什么样的社会架构、拥有怎样的社会机体才能使我们立于不败之地? 笔者认为有一点是不可或缺的,即打开生活状态的可选择通道。简单说就是安详的生活状态与激烈竞争的生活状态都有良好的生存空间,个体都有自主选择的土壤,这一点对于孕前准备期的年轻人非常重要。如果我们的社会整体氛围积极向上,良性发展意识浓厚,那么中华民族就将引领世界走向光明的未来。

而对于我们每一个人来说,应该具备怎样的身心状态呢?

我们常常受困于自己的局限性,特别是当精疲力竭、无奈感加重、烦躁不安时更是如此。试想,那些从"鬼门关"里闯过来的人,往往是"想开了"的人;所谓想开了,也就是实现了一次自我超越。幸福感反而容易产生;使他们的精力开始重新聚集,思维开始活跃。从这一层面看,人的幸福感是来源于实现自我超越,而不是其他外在的因素。当然，不是说要实现自我超越就要去闯鬼门关；闯过鬼门关的人也不一定能实现自我超越。也就是说实现自我超越是一种主动行为，而不是被动的。

当我们处于健康状态时，作为人便是道德的。想想我们的自身经验，当我们健康、精力充沛时，身心自然就愉悦起来，而这时也容易产生许多新想法、好点子，此时的我们也会更愿意关心帮助他人；我们的身心功能开始变得强大，自我整合的程度也更高一些。只有在健康状态时，我们才能冲破自己的局限性，展现最真实的自我。人本来就应该是健康的，这也许是"人之初，性本善"的理论基础吧。

几乎所有人都在寻找人生中最复杂的问题的答案，我们活着的意义究竟在哪里？虽然不同的人在用着不同的方式、不同的语言表达着、思考着；同时内心深处，都在渴望着有一条道路能引领自己走向更完善、更富有、更仁爱的人生，也愿意帮助他人实现这样的人生。但现实却是有很多人在经常犯错，给自己同时也给他人带来了很多伤害，使他们丧失了真正的幸福感。

虽然竞争文化的大背景我们无法改变，也常常有"人在江湖，身不由己"之感，但我们应该看到，在我们的文化中还同时存在着另一种元素，即多元文化。并且随着社会的进步，尊重多元及其发展路径将越来越成为文化的核心价值。同时为了优生，在孕前准备期放下由竞争文化造成的过重的心理负担，改善我们的亚健康状态，将是功德无量的。

竞争应该是建立在身心健康基础之上的自然施展，而不是力推竞争文化、走极端的竞争模式。

在极端竞争的文化氛围下，我们的孩子从小就会对自己的将来产生一种不踏实感，而这种情绪将阻碍其一生的潜能舒展，所造成的损失才是我们的社会的致命伤。

家长对孩子只靠说教，教育效果不佳，给孩子提供良好的潜在素质才是根本。同理，如果政府只靠宣传、压制，是无法建立起良性社会的。只有结合民众的内心渴望，与他们形成合力，在同行的道路上创造条件并加以引导才能提高大众的素质，奠定建立良性社会的根基。书中有一个基本论点：优生的前提是优化夫妻双方自身。所以笔者希望地方政府重视孕前准备这项功在当代利在千秋的伟大事业，作为树立新大众文化的着力点，建立起具有地方特色的文化氛围。

如果政府能够力推这种重视孕前准备的先进理念，健康人群就能在社区中占据主流地位。健康的人群不仅是良好社会道德的载体，也是孕育高素质的下一代能否顺利实现的保障。

鉴于上述基本理念，以及先天素质在人生中的主导作用，特别是孕前准备期的状态对先天素质的巨大影响，笔者希望能将这些利用于建立有效的平台来服务社会。

最后，希望在我们的共同努力下，尽快普及这种孕育理念，愿每个家庭都孕育出高素质的下一代，愿中华民族的人才实现"井喷"的壮观景象，从而自信地迎接人类所面临的种种挑战。

1. 孙咏萍．弗朗西斯·克里克对遗传密码研究的历史贡献．武汉：武汉大学出版社，2013

2. 唐·理查德·里索，拉斯·赫德森著．徐晶译．九型人格．海南：南海出版公司，2010

3. 田家康著．范春飙译．气候文明史．北京：东方出版社，2012

4. 慈艳丽．九种体质养生．北京：华龄出版社，2012

5. 皮克·菲尔著．章岩译．气场．重庆：重庆出版社，2010

6. 吴得生．优生工程．南宁：广西科技出版社，2010

7. 潘朵拉．血型密码．北京：北京理工大学出版社，2013

8. 韩川．生命：一半的智慧是懒惰．北京：群众出版社，2011

图书在版编目（CIP）数据

天赋宝宝：夫妻孕前全攻略 / 孙少斌著. — 哈尔滨：
哈尔滨出版社，2014.1

ISBN 978-7-5484-1661-6

Ⅰ. ①天… Ⅱ. ①孙… Ⅲ. ①优生优育—基本知识
Ⅳ.①R169.1

中国版本图书馆CIP数据核字 (2013) 第311398号

书　　名：天赋宝宝　夫妻孕前全攻略

作　　者：孙少斌　著

责任编辑：富翔强　王　丹

责任审校：李　战

装帧设计：琥珀视觉　高鹏博　龙江传媒　徐　洋

出版发行：哈尔滨出版社（Harbin Publishing House）

社　　址：哈尔滨市松北区科技一街 349 号 3 号楼　　邮编：150028

经　　销：全国新华书店

印　　刷：黑龙江龙江传媒有限责任公司

网　　址：www.hrbcbs.com　　www.mifengniao.com　　E - mail：hrbcbs@yeah.net

编辑版权热线：(0451)87900272　87900273

邮购热线：4006900345　(0451)87900345　或登录蜜蜂鸟网站购买

销售热线：(0451)87900201　87900202　87900203

开　　本：889 mm ×1194 mm　　　1/32　　印张：7.5　　字数：150千字

版　　次：2014 年 1 月第 1 版

印　　次：2014 年 1 月第 1 次印刷

书　　号：ISBN 978-7-5484-1661-6

定　　价：26.00元

凡购本社图书发现印装错误，请与本社印制部联系调换。

服务热线：(0451)87900278

本社法律顾问：黑龙江佳鹏律师事务所